福建民国时期中医学校教材丛刊

——福州中医学社卷·第一册

总 主 编　李灿东　苏友新
执行主编　陈　莘　王尊旺　陈建群

全国百佳图书出版单位
中国中医药出版社
·北　京·

本册目录

難經淺說 卷上

中醫學社教員林曉蒼編輯
男少蒼校定

《难经浅说》引言

《难经浅说》为福州中医学社教材之一，林晓苍编，林少苍校订，分上、下两卷，书前有林晓苍绪论一篇。该书根据《难经》阐述人体疾病的病因、病机、病证及诊断，林氏归纳出“一难至二十一难皆言脉”“二十二难至二十九难论经络”“三十难至四十三难言营卫三焦脏腑肠胃最详”“四十四、五、七言冲门乃人身资生之用，八会为热病在内之气穴也”“四十六、七言老幼寤寐以明气血之盛衰”“四十八难至六十一难言诊候病脉能知脏腑积聚泄利伤寒难病之别，而继之望闻问切，医之能事毕已”“六十二难至八十一难言脏腑营卫用针补泻之法”。书中附插图以便理解书意，如上卷“二十四节气与经络全身图”和下卷“十二地支与经络手掌图”。

私立福建中醫學社難經言義錄

緒論　　教員林曉蒼編輯

難者難也，切脈之理，而曰難經，是其理淵深奧妙與，窮未竟窺，澀須待問難辯晰而後知也。夫以難經一書，乃秦越人所作，發內經之未發，備內經之未備，大有功於醫道者也。第其所辨脈法脈理為最詳，然尚未溯及其首創之神聖也。聞嘗考脈之權輿，起於上古軒轅氏彼時命伶倫截嶰谷之竹作律，已起於黃鐘，以候天地之節氣（戰國時鄒衍吹律而谷生春，此其明徵也）。秦使岐伯取氣口作脈，以候人之動氣，黃鐘之數九、分氣口之

一

數亦九分律管具兩寸之數始形故脈之動也陽得九分陰得一寸合於黃鐘黃鐘者氣之先兆能測天地之節候氣口者脈之要會能知人命之死生本律管以定脈軒轅之徽蘊識有未易窺測者越人著難經推明十變叔和撰脈經演成十卷而脈始得燦然明於世迨五代高陽生脈訣出士大夫多議之由是才人傑士咸馳騁於筆墨之間各據其理各抒其見而真訣幾幾乎晦矣齊褚澄論脈女子陰逆自上生下左寸為受命之根心肺脈診於兩尺倒裝五臟謬妄已極趙維宗論脈心肺在上為浮為陽肝腎在下

為沉為濇，脾唇中州，半浮半沉，半濇半滑，意義膚淺，支離無稽。是草廬宗內經，取之於氣口，獨未盡內經之奧。未考焉所未標內經，求之於適事，而未竟其蘊之旨。若李時珍、李士材者，將前人所流傳之脈象為韻語，演成詩句，字字珠璣，而和而後。幸有後人究心浮平叔，識皆無權度，殊失內經以平人定脈之旨。競於脈經二十七字之中，先提出一線，定認為平人之脈，而後可悟廿種之浮沉遲數、滑澀長短，總洪微緊緩，芤弦革牢，濡弱散細，伏動促結，代其形病之如何，斯為得矣。非別開生面也。以佈於明世。

二

叙新經脈説之義云爾

按難經一書乃秦越人扁鵲著 內經云天有

五音人有五臟 己土宮脾 脾為土音 聲大而和 辛金

商肺 肺為金音 曰張聲揚 乙木角肝 肝角為木音 和而

長 丁火徵心 心徵為火音 音和而美 癸水羽腎 腎羽為水

音 其音低細 黃鐘十一月復卦 陽律[illegible]蕤無射[illegible]

首參權與始也 太呂十二月臨 陰律 太簇正月泰陽

律 古人云冬至到而葭灰飛 即黃鐘律也 按冬氣首

甲子日以灰飲於黃鐘律管中藏於地下以候陽氣

逢冬至日而管中灰飛故經曰一陽來復是也史續

二月大壯陰律姑洗三月夬陽律仲呂四月乾陰律
蕤賓五月姤陽律林鐘六月遯陰律夷則七月否陽
律南呂八月觀陰律無射九月剝陽律應鐘十月坤
陰律內經云天有六律人有六腑太簇夾鐘膽甲木蕤
賓仲呂小腸丙火姑洗林鐘胃戊土夷則南呂大腸庚金黃
鐘應鐘膀胱壬水無射太呂三焦相火
難經之有八十一難者。亦如九九度鍼之法。陽數極
於九。九九八十一者。乃陽數之極也。考一難至二十
一難。皆言脉。廿二難至廿九難。論經絡流注始終長
短度數。奇經之行。及病之吉凶也。其間有云脉者。非

謂尺寸之脈。乃經隧之脈也。卅難至四十三難。言營衛三焦臟腑腸胃最詳。四十四五言七衝門。乃人身資生之用。八會為熱病在内之氣穴也。四十六七言老幼寤寐。以明氣血之盛衰。言人面之耐寒。以見陰陽之走會。四十八難至六十一難。言診候病脈。能知臟腑積聚泄利傷寒雜病之別。而繼之望聞問切。醫之能事畢矣。六十二難至八十一難。言臟腑滎衛用針補瀉之法。又全體所不可無者。人能參透此理。神而明之。診其脈便如其病。不啻如飲上池水。如見垣一方。殊亦神醫之流亞也歟。

一難經云漏水下百刻為一晝夜既合十二時及呼

吸定息脈行周身詳說

溯自刻漏者。始於黃帝。以漏水下百刻。定為十二時。成為一晝夜。其定為百刻者浮竹箭於壺內以水漏刻出分晝夜之長與短。至堯時作璇璣玉衡。以齊七政。洎劉宋時代錢樂作渾天儀。銅鑄為象。而應象者齊所宗。如今之鐘錶也。考漢置銅龍上起其水。其水滲漏有一刻之。噴下滴於盆。其聲鏗然。按刻而響。故曰銅漏。又名蓮漏。（鑄銅蓮為盆故曰蓮漏）

按一時應八刻。每刻應十五分。四刻應六十分。八刻

[illegible]

計一百六十分。若以十二時計之，只得九十六刻，應一千四百四十分，尚短漏水一刻之數。故知難經有云：一時應八刻有奇，就有奇二字，便可知八刻之外尚有零數也。其零數若何？每一時應八刻，兩八刻之中，須再展以五分左右，是每一時滿刻應八刻零五分之數，計十二時應補以六十分，完成四刻，恰合一百滿刻之數。

一難曰：十二經中皆有動脈，獨取寸口，以決五臟六腑死生吉凶之法，何謂也？

十二經謂手足三陰三陽，合為十二，總與手經則太陰肺。陽明大腸。少陰心。太陽小腸。厥陰心包。少陽三焦也。足經則太陰脾。陽明胃。少陰腎。太陽膀胱。厥陰肝。少陽膽也。皆有動脈者。脈之動現於外。如手太陰脈動中府、雲門、天府、俠白。手陽明脈動合谷。陽谿。手少陰脈動極泉。手太陽脈動天窗。手厥陰脈動勞宮。手少陽脈動禾窌。足太陰脈動箕門、衝門。足陽明脈動衝陽、大迎、人迎、氣衝。足少陰脈動太谿、陰谷。足太陽脈動委中。足厥陰脈動太衝、五里、陰廉。足少陽脈動下關、聽會之類。按之其動亦應手是也。謂之經者，以營衛之流行經常不意者而言。謂之脉者以血理分衺行體者而言也。以經者徑也。脉者陌也。越人之意。蓋謂凡此十二經皆有動脉。如上文所云者。今置不取。乃獨取寸口以決臟腑死生吉凶何耶。

按一難所發與靈素兩經不合。素問三部九候論。明以頭面諸動脉為上三部。以兩手之動脉為中三部。以股足之動脉為下三部。而結喉旁之人迎脉往往兼寸口並重。兩經言之不一。獨取寸口者越人之學也。自是之後。診法精而不備矣。然寸口者脉之大會手太陰之脉動也。

此一篇之大旨。下文乃詳言起寸口，謂氣口也。肺手太陰魚際，卻行一寸之分，氣口之下曰關，曰尺云者，皆手太陰所歷之處。而手太陰又為百脈流注朝會之始也。《五藏別論》帝曰：氣口何以獨為五臟主？岐伯曰：胃者水穀之海，六府之大源也。五味入口，藏於胃，以養五藏氣，而變見於氣口也。《靈樞》第一篇云：脈會太淵。部氣口穴也。《玉版論》云：行奇恒之法，自手太陰始。注謂先以氣口太陰之脈，定四時之正氣，然後度量奇恒之氣也。《經脈別論》云：肺朝百脈。又云：氣口成寸，以決死生。《動輸篇》云：胃為五藏六府之海，其氣清上注太陰脈氣。從太陰而行之。其行以息往來。合數論而觀之。信知寸口當手太陰之部。而為脈之大會明矣。此越人立問之意。所以獨取夫寸口。而後世宗之。為不易之法。著之篇首。乃開卷第一義也。學者詳之。

人一呼脈行三寸。一吸脈行三寸。呼吸定息脈行寸。人一日一夜。凡一萬三千五百息。脈行五十度周於身。合漏水下百刻。榮衛行陽二十五度。行陰亦二十五度為一周也。故五十度復會於手太陰寸口者。五藏六府之所終始。故法取於寸口也。

承上文言人謂平人。不病而息數和勻者也。呼者出之出陽也。吸者氣之入陰也。內經平人氣象論云人一呼脉再動。一吸脉再動。呼吸定息脉五動。閏以太息命曰平人。故平人一呼脉行三寸。一吸脉行三寸。呼吸定息脉行六寸。以呼吸之數言之。一日一夜凡一萬三千五百息。以脉行之數言之。則五十度周於身。而營衛之行於陽者二十五度。行於陰者亦二十五度。出入陰陽參考互注。無少間斷。五十度畢。適當漏下百刻為一晝夜。又明日之平旦矣。廼復會於手太陰。此寸口所以為五臟六腑之所終始也。而法有取於是焉。蓋以營衛始於中焦。注手太陰陽明。陽明注足陽明太陰。太陰注手少陰太陽太陽注足太陽少陰。少陰注手心主少陽。少陽注足少陽厥陰。計呼吸二百七十息。脉行三十六丈二尺。漏下二刻爲一周身。計八刻即一時。爲四周身。自寅至丑終。於是復還注於手太陰。周而復始。人一呼一吸爲一息。每刻一百三十五息。二刻應二百七十息。每時八刻。計一千零八十息。十二時九十六刻。計一萬二千九百六十息

但每時中八刻之外。尚零有五分。積而盈之。又得四刻。其息照加。應五百零四十息。合爲漏水下一百刻之數。且以每分應作十五秒。以四刻應六十分計之

應九百[illegible]是每時八刻。計一千零八十息。十二時九十六刻。計一萬二千九百六十息。其餘四刻。又得五百四十息。合統計之。完成一日百刻之數。應一萬三千五百息也。一息脈行六寸。每二刻二百七十息。脈行三十六丈二尺。每時八刻。脈行六十四丈八尺。營衛四周於身。十二時計九十六刻。脈行七百七十七丈六尺。為四十八周身。刻之餘分。行二周身。得三十二丈四尺。總之為五十度周身。脈得八百一十丈也。至於行陽行陰。謂行晝行夜也。人受氣於穀。穀入於胃。以傳于肺。五臟六腑。皆以受氣。其清為衛。濁者為榮。榮在脈中，衛在脈外。今言脈則榮衛在其中矣。

二難曰：脈有尺寸，何謂也？然：尺寸者，脈之大要會也。

尺，說文云：尺，度名，十寸也。人手卻十分動脈為寸口。十寸為尺，規矩事也。古者寸、尺、咫、尋八、仞尺四等、尺八、常丈天諸度量，皆以人之體為法。故从尸从乙，象布指之狀。寸，十分也。人手卻一寸動脈，謂之寸口。从又从一。如說文所紀，尤可見人體中脈之尺、寸。尺陰分，寸陽分也。人之一身，經絡榮衛，五藏六府，莫不由於陰陽，而或過與不及，於尺寸見焉。故為脈之大要切之地。會聚之處也。一難言寸口為脈之大會，以肺朝百脈，而者也。此言尺寸為脉之大要，會以陰陽對待而言也。太淵手太陰之脉由中焦出行，二路直至兩手大指之端，其魚際部行一寸九分，通謂之寸口，於一寸九分之中，曰尺曰寸，而關在其中矣。

㈣ 診人之脉有七訣：一靜其心，存其神。二忘外意，無思慮。三均呼吸，定其氣。四輕指於皮膚之間，探其腑脉。五稍重指於肌肉之際，取其胃氣。六再指重於骨上，取其臟脉。七詳察脉之往來。診脉之法，用功在於平時，不在倉卒。

㈤ 診人之脉有九候，寸關尺為三部，凡一部各有浮中沉三候。輕手得之曰舉，重手取之曰按。舉候浮脉，按候沉脉。不輕不重，委曲求之曰尋，候中脉也。三而三之為九也。浮以候表，頭面皮毛外感之病。沉以候裏，臟腑骨髓內傷之病。中以候中，中者無過不及，非表非裏，至數從容，無病可議。

從關至尺，是尺內陰之所治也。從關至魚際，是寸口內陽之所治也。

關者，關隔也。掌後高骨之分，寸後尺前兩境之間，陰陽之界限也。從關至尺澤謂之尺，尺之內陰所治而理也。從關至魚際是寸口，寸口之內陽所治而理也。

尺主肝腎而沉。故爲陰。寸口主心肺而浮。故爲陽。孫思邈云：從肘腕中横文至掌魚際後文。却而十分之而入取九分。是爲尺。此以下而自肘腕入至魚際爲一尺。十分之爲十寸。取第九分之一十中。爲脉之尺位。從魚際後文。却還度取十分之一。則是寸。此寸字非寸關尺之寸。乃從肘腕横文至魚際。却而取十分中之一。是一寸也。以此一寸之中取九分爲脉之寸口。故下文云：十分之而入取九分之中。則寸口也。按内經有寸口脉口尺寸而無關字。蓋寸口以知通謂尺。口若對人迎而言。則尺寸又通謂之寸口脉口也。

故分寸為尺，分尺為寸。

此二句釋尺寸二字極明曉。言關上分去一寸，則餘者為尺。寸之下，尺也。關下分去一尺，則餘者為寸。尺之上，寸也。此言尺寸之所以得名也。關居其中以為限也。分寸為尺，分尺為寸，此之謂歟。分猶別也。

故陰得尺內一寸，陽得寸內九分。

此二句又於尺寸之中分其長短之位，以合陰陽之數。老陰之數終於十，故陰得尺內之一寸。一寸為偶數。老陽之數極於九，故陽得寸內之九分。九分為奇數。盡關以下至尺澤。皆謂之尺。而診脈則此候關下一寸。關以上至魚際。皆謂之寸。而診脈則此候關上九分。故曰尺中一寸。寸內九分也。尺寸終始。一寸九分。故曰尺寸也。此又合尺寸之數而言。然得一寸不名曰寸。得九分不名曰分者。以其在尺之中。在寸之中也。寸為尺之始。尺者寸之終。云尺寸者以終始起上而言其實數寸得九分。尺得一寸。皆陰陽之盈數也。龐安常云。然人取手太陰之行度魚際後一寸九分。以配陰陽之數。蓋謂此也。按此分別精細。自是越人所獨。得以輯義經文。

三難曰：脈有太過，有不及，有陰陽相乘，有覆有溢，有關有格，何謂也？

太過不及，病脈也。關格覆溢，死脈也。陰乘陽則陰壞而犯陽，陽乘陰則陽遁而犯陰。此太過不及之甚矣。溢關格又相乘之甚者也。詳見下文關格之說。素問六氣藏象論及靈樞第九篇、第四十九篇，皆言氣口人迎。以陽經取決於人迎，陰經取決於氣口也。今越人乃以關前關後言者，以寸為陽而尺為陰也。

然：關之前者，陽之動也，脈當見九分而浮。過者法曰太過。不及。者法曰不及。關前為陽。寸脈所動之位。脈見九分而浮。九陽數。寸之位。浮陽脈是其常也。過謂過於本位。浮出九分。過於常脈。不及謂不及本位。浮不至九分。不及常脈。是皆病脈也。

遂上魚為溢。為外關內格。此陰乘之脈也。遂者遂也。徑前而直前也。謝堅白曰。遂者直上直下。殊無迴旋之生意。有旨哉。魚即魚際。上魚浮至魚際。太過之甚也。溢滿而出於外也。據三十七難曰陰氣太盛。則陽氣不得相營也。故曰格。以陽氣不得營於陰陰遂上出而溢於魚際之分為外關內格也此云外關者外而陽盛越於外由陽外閉不得下內格者內而陰盛距於內陰從外出而格拒之此陰氣上乘陽位之脈也

關以後者陰之動也脈當見一寸而沉過者法曰太過減者法曰不及

關後為陰尺脈所動之位脈見一寸而沉一寸陰數也尺之位沉陰脈是其常也過謂過於本位過一寸過於常脈不及謂不及本位沉不及一寸不及常脈皆病脈也

遂入尺為覆。為内關外格。此陽乘之脉也。尺一寸後。尺中也。覆。覆反而傾也。入尺。沉至尺中。太過之甚也。據三十七難曰。陽氣太盛。則陰氣不得相榮也。故曰關。以陰氣不得營於陽。陽遂下陷。而覆於尺中之分。為内關外格也。内關謂陽反在下。居陰之位。陰内閉而不上。外格謂陰反上越。居陽之位。陽從外入。而格拒之。此陽氣下入陰位之脉也。故曰覆溢。是其人現真藏之脉。不病而死也。覆溢之脉。乃孤陰獨陽。上下相離之兆。故曰真藏之脉。脉氣已絶。其真形獨現於外。無胃氣以和之也。只

人得此脈不必有疾病而可決其必死也此章當與三十七難觀之

此篇言陰陽之太過不及雖爲病脈猶未至危殆若逆上魚而入尺爲覆溢則爲死脈也此逆字最爲切緊蓋承上起下之要言不然則不過不及陰陽相乘關格覆溢渾爲一意逆無輕重矣或問此篇陰陽相乘之極而爲覆溢二十篇則陰陽更相乘而伏匿也更之一字與此篇逆字大有逕庭更者更互之更逆者直逆之逆而覆溢與伏匿又不能無辨蓋覆溢爲死脈伏匿爲病脈故不可同日語也

此言首三篇。乃越人開卷第一義也。一難言寸口。統陰陽關尺而言。二難言尺寸。陰陽始終對待而言。關亦在其中矣。三難之覆溢。以陰陽關格而言。乃見關事津要之所。合而觀之。三部之義備矣。一二難言陰陽之常。三難言陰陽之變。

格。《素問·玉機真藏論》。五藏各有真藏脉。各詳其形。乃胃氣不能與藏氣俱至於手太陰。故本藏之脉獨現。謂之真藏。並非關格之謂。關格之說。自詳《靈樞·終始篇》。及《素問·六節藏象論篇》。亦並與其藏無干。何得混并。其辨關格說。詳下文三十七難中。

◎浮 陽 舉之有餘按之不足 沉 陰 重手按至筋骨
乃得 遲 陰 一息三至去來極慢 數 陽 一息六至
脈來薄疾 滑 陽中陰 往來前卻流利展轉 濇 陰
細而遲往來難短且散或一止復來參伍不調 虛
陰 遲大而耎按之無力 實 陽 浮沉皆得脈大而長
微弦應指 長 陽 不大不小迢迢自若。短 陰 不及
本位應指而迴 洪 陽 指下極大來盛去衰 微 陰
極細而耎按之如欲絕 緊 陽 來往有力左右彈人
手 緩 陰 去來少駛於遲一息四至 芤 陽中陰 浮
大而耎按之中空邊實 弦 陽中陰 端直以長如張

弓弦　革　陰　絃而芤如按鼓皮　牢　陰中陽　似沉似
伏實大而長微弦　濡　陰中陽　即軟字　極軟而浮如棉在
水中　弱　陰　極耎而沉細按之乃得舉手無有　散
陰　大而散有表無裏　細　陰　小於微而常有細直而
耎　伏　陰　重按着骨指下裁動　動　陽　動乃數脈見
於關上下無頭尾如豆大厥厥動搖　促　陽　來去數
時一止復來　結　陰　往來緩時一止復來　代　陰　動
而中止不能自還因而復動脈來還入尺良久方來
四難曰脈有陰陽之法何謂也
陰陽謂脈之屬於陰屬於陽也

然呼出心與肺，吸入腎與肝，呼吸之間，脾受穀味也。呼出為陽，心肺在上部，故出氣由之；吸入為陰，腎肝在下部，故氣入歸之；脾主中宮，故司出入之部。即呼吸定息，脈五動，閏以太息，脾之候也，故曰呼吸之間。脾受穀味也，受穀氣即肉胃氣，以至於太陰之義。其脈在中，浮者陽也，沉者陰也，故曰陰陽也。在中介乎陰陽之間，以脾受穀味，灌溉諸藏，諸藏皆受氣於脾土，土居中宮之義也。浮為表，故屬陽；沉為裏，故屬陰。此承上文而起下文之義。

心肺俱浮，何以別之？然浮而大散者心也，浮而短濇者肺也。腎肝俱沉。何以別之。然牢而長者肝也。按之濡。舉指來實者腎也。脾者中州。故其脈在中。是陰陽之法也。

呼出心與肺。故俱浮。而有分別也。心屬火。為陽中之陽。故其脈象浮而大散。肺屬金。為陽中之陰。故其脈象浮而短濇。此心肺之本脈。而浮則其所同者也。吸入腎與肝。故俱沉。亦有分別也。肝屬木。為陰中之陽。故其脈象浮而大散。肺屬金。為陽中之陰。故其脈象浮而短濇。此心肺之本脈。而浮則其所同者也。吸入腎與肝。故俱沉。亦有分別也。肝屬木。為陰中之陽。故其脉象上沉牢而長。腎屬水為陰中之陰。故其脉象沉按之濡。舉指來實。水體外柔而內剛也。此肝腎之本脉。而沉則其所同者也。脾說見前在中不沉不浮之間也。此以上釋陰陽之義已明。下文又於陰陽之中交互言之也。

脉有一陰一陽。一陰二陽。一陰三陽。有一陽一陰。一陽二陰。一陽三陰。如此之言。寸口有六脉俱動耶。俱動言三陰三陽盡見也。六脉見下文。言陰陽之變化有是六者。非六脉俱動也。寸口。觀下文有一陰一陽等句。分開疏別。即非俱動之說矣。

然此言者。非有六脉俱動也。謂浮沉長短滑濇也。此即所謂六脉也。浮者在上。沉者在下。長者過本位。短者不及本位。滑者流利。濇者凝滯。浮沉長短以形言。滑濇以質言也。

浮者陽也。滑者陽也。長者陽也。沉者陰也。短者陰也。濇者陰也。此所謂三陰三陽也。

所謂一陰一陽者。謂脉來沉而滑也。一陰二陽者謂脉來沉滑而長也。一陰三陽者。謂脉來浮滑而長。時一沉也。所謂一陽一陰者。謂脉來浮而濇也。一陽二陰者謂脉來長而沉濇也。一陽三陰者。謂脉來沉濇而短時一浮也。
此六脉互見之象也。然此舉其例而言，亦互相錯綜
非一定如此也。但浮沉可以相兼，而滑濇長短不見
並得，亦所當曉也。
各以其經所在，名病逆順也。
上文言脉之形體，未嘗斷吉凶，此乃言其斷法也。其
經手足三陰三陽也。逆順如心脉宜浮，腎脉宜沉，則
為順。若心脉反沉，腎脉反浮，則為逆。此又見脉無定
體，因經而定順逆。
又設問答以明陰陽脉見於三部者，不單互也。

雖其不單至。故有此六脉相兼而見。雖不相兼。故有
一陰一陽。又有一陽一陰。如是之不一也。夫脉之所
主。病之所在也。以脉與病。及經絡藏府參之。其為宜。
其為不宜。四時相應不相應。以名病之逆順也。
曰浮者按之不足。舉之有餘。浮在上而為陽也。沉者
輕手不見。重手乃得。沉在下而為陰也。故脉有陰陽。
心肺之脉俱浮也。何以别其為心。别其為肺乎。然心
脉浮而大散。浮為陽。而大散亦陽。心脉得陽中之陽。
肺脉浮而短澀。浮固陽。而短澀則陰。肺得陽中之陰。
腎肝脉俱沉也。腎肝何以别乎。然肝脉牢而長。牢為

難經

陰長為陽。肝脈為陰中之陽。腎脈按之濡。舉指來實。按之濡為陰。舉指來實亦陰。腎脈為陰中之陰。夫脾也者。心肺居其上。腎肝居其下。脾土位中。而播厥叁識。稱為中州。其脈浮沉過中。五藏之脈。不一如此。此其所以陰陽之法。不越乎浮與沉也。陰陽之變見有是。六者。非六脈俱動於寸口。觀經文下有一陰一陽等句字樣。即非俱動之說矣。越人誠恐後人不明此意。故為問答。其用心之仁也如此。浮滑長皆陽脈也。沉短濇皆陰脈也。浮沉者。以舉手按輕重言。浮脈輕高而易得。沉脈須重按之。長短者以本位太過不及言。長則過於本位。短則不及本位。滑濇者以體性言。滑脉累累相連而不絕。濇若經刀刮竹往來難也。經者十二經之經也。假如一陰一陽之脉。沉而滑也。見於左尺。腎與膀胱二經為順。見於左寸。心與小腸二經為逆。餘凡逆順倣此。

五難曰。脉有輕重。何謂也。

浮而無力為輕。沉而有力為重。

然。初持脉如三菽之重。與皮毛相得者。肺部也。

持脉即按脉也。菽之總名。三菽之重。言其力與三菽等也。皮毛相得。言其浮至皮毛之分也。肺脉最輕。故其象如此。

如六菽之重，與血脉相得者，心部也。如九菽之重，與肌肉相得者，脾部也。如十二菽之重，與筋平者，肝部也。按之至骨，舉指來疾者，腎部也。故曰輕重也。

◎血脉肌肉筋骨，遞沉而下，故脉之輕重以此為準。蓋肺居最上，心次之，脾次之，肝又次之，腎居最下。至骨，沉之至也。舉指來疾，言其有力而急迫，即四難舉指來實之義也。

◎《靈樞·九針篇》：肺主皮，心主脉，脾主肌，肝主筋，腎主骨，故其脉亦相合。此五藏本脉之象如此。倘有太過不

數則病脉也。背部不言十五數，而但言其胃當而無

背明於十五數也。今據此法以類意言之自可[illegible]

之意也。

◎按《傷寒論》平脉法引此數語，稱爲經說，其以請經

疑即難經。至難經之所本，則不知其何書也。若於本

靈素無所見，將古脉法而有所授受耶？抑載[illegible][illegible]

二見耶？盧陵謝氏，亦此寸關尺所主藏府，各有分位，

而一部之中，脉又自有輕重。舉陵陽虞氏說云：假令

左手寸口如三菽之重得之，乃知肺氣之至；如六菽

之重得之，知心經之至。餘以類求之。夫如是乃知其

皇[illegible]壽長脉

藏之氣，更相灌溉。六脈因茲亦有準繩，可以定吉凶

言疾病矣。聞人皆熟知十難中十變脈法，而遂忽之

四難曰：脈有陰盛陽虛，陽盛陰虛，何謂也？

此與上文所言陰陽之法不同。上文言臟之屬於

陰屬於陽乎脈也，此則言陰分之脈與陽分之脈有

太過不及底脈也。

浮之損小，沉之實大，故曰陰盛陽虛；沉之損小，浮之

實大，故曰陽盛陰虛。是陰陽虛實之意也。

○浮脈主陽，沉脈主陰。浮脈以下，指輕重言。損小[illegible]

氣血衰。實大則氣血盛。盛衰以陰陽盈虧言。輕手取之而見減小。重手取之而見實大。知其為陰盛陽虛也。重手取之而見損小。輕手取之而見實大。知其為陽盛陰虛也。大抵輕手取之陽之分。重手取之陰之分。不拘何部。率以是推之。

七難曰：經言少陽之至。乍大乍小。乍短乍長。陽明之至。浮大而短。太陽之至。洪大而長。

此少陽陽氣尚微。離陰未遠。故其脈無定。陽明之陽已盛。然尚未極。故浮大而短。太陽之陽極盛。故洪大而長。皆言其氣至。而脈應也。

太陰之至，緊大而長。少陰之至，緊細而微。厥陰之至，沉短而敦。此六者是平脈耶？將病脈耶？

◎太陰為陰之始，故有緊象，而尚有長大之陽脈也。少陰之陰漸盛，故緊細而微。厥陰陰之至，故沉短而敦。敦，重也。陰脈之極也。平脈本然之脈也，病脈有過之脈也。

◎劉溫舒曰：至真要大論云：厥陰之至其脈弦，少陰之至其脈鉤，太陰之至其脈沉，少陽之至大而浮，陽明之至短而濇，太陽之至大而長。亦隨天地之氣卷舒也。如春弦、夏洪、秋毛、冬石之類，則五運六氣四時亦皆應之而見於脈。蓋若平人氣象論云。太陽脈至。洪大而長。少陽脈至。乍數乍踈。乍短乍長。陽明脈至。浮大而短。與此大同小異。難經引之。以論三陰三陽之脈。蓋以陰陽之始生淺深而言之也。

然皆王脈也。王脈得其時而氣應生王也。

其氣以何月各王幾日。然冬至之後。得甲子少陽王。自古曆元皆起於冬至。其日必以甲子。然歲周三百六十六日。四分日之一。則日有零餘。每歲遞差。（考天運。每年與舊曆異每年只行三百五十餘日。若以書經云朞三百又六旬又六日計之。其零餘歸於閏焉積餘置閏。至日行遠。月行遲。則有大小建。書經云。以閏月定四時成歲。左傳云。歸餘於終。是也。故至日[illegible]不必皆當甲子也。此云冬至得甲子者。乃指至日之當甲子者言也。至日當甲子至立春後十五日歷一甲。木氣始盛。故曰少陽王也。若至之不當甲子。少陽之王。大概以六十日。不復以甲子為隱。春三月陽也。夏三月陽中而一陰生。秋三月陰也。冬三月陰中而一陽生。春屬木。夏屬火。秋屬金。冬屬水。而土寄旺於四時之末。三月六月九月十二月等月冬各十八日。乃土寄旺分而言之。春夏秋冬各應土十二日，土寄旺四時末，亦七十二日，合而言之，每歲共三百六十日矣。

天運之始也。溯其原，應以甲子年甲子月（十一月）甲子日（初始）甲子時初初刻，冬至節，是為歲之紀元，為天運開以之始。大抵由於邃古之世，自是以後有甲子年月日時，年不值甲子，或歲不值甲子，或時不值甲子，或時不逢冬至。迨及民國，尚未值四個甲子於年月日時朔旦冬至節也。考其數，須歷三萬一千六百六十零三年之久，不逢四甲子年月日時聯及冬至於十一月之一週也。古人云貞元之會合（貞者運之終，元者運之始）。

[illegible]至蕭[illegible]錄

冬至乃舊曆十一月中之節，因陰曆月有大小，歲閏設月分節氣有前後之不同。

㊀夏商周三代紀元，夏以建寅也，商以建丑也，周以建子也。大凡五日為一候，三候為一氣，二氣為一節。二分（春分秋分也）日夜平均，二至（夏至冬至）夏至晝長夜短，夏至後日漸短，冬至日短夜長，冬至後日漸長，四立（立春立夏立秋立冬）以上為八節，其餘如雨水驚蟄等為十二氣。

復得甲子陽明王，復得甲子太陽王，復得甲子太陰王，復得甲子少陰王，復得甲子厥陰王。

㊁少陽之陽尚微，陽明則陽已盛。[illegible]

則陰也。而太陰用事。太陰之陰尚微，少陰之陰已盛。
厥陰之陰極盛。極則陽生。而少陽用事，如是無已。
主各六十日　甲子至甲子。則六十日一周也。
以六三百六十日。以成一歲。此三陽三陰之王時日
大要也。時指月言。日指日數言。以終上文何月幾日
之問。發難言三陽三陰之王脉。答問言三陽三陰之
王時。當其時。則見其脉也。曆家之說。以上古十一月甲子朔
甲子合朔冬至爲曆元。故孟子云天之高也。星辰之
遠也。苟求其故。千歲之日至。可坐而致也。蓋取夫晷
數之分齊也。然天度之運。與日月之行。遲速不一。歲

各有差。越人所謂冬至之後，得甲子，亦以凡歟。泛說氣朔之不齊，節候之早晚，不能常也。故丁氏注謂之至之後，得甲子，或在小寒之初，或在大寒之後，少陽之至始於此，餘經各以次繼之。紀氏亦謂自冬至之日一陽始生，於冬至之後得甲子，少陽脈王也。若原其始（本）生，以十一月甲子合朔冬至，常例推之，則少陽之王，便當從此日始，至月中餘經，各以次繼之。少陽之至，陽氣尚微，故其脈乍大乍小，乍短乍長。陽明之至，猶有陰也。故其脈浮大而短。太陽之至，陽盛而極也。故其脈洪大而長。陽盛極則變而之陰矣。故夏至

後為三陰用事之始而太陰之次陰氣尚微故其脉
至大而長少陰之至陰漸盛也故其脉上細而微厥
陰之至陰盛而極也故其脉沉短而敦敦重也陰盛極
則變而之陽仍三陽用事之始也此則謂三陽三陰
之王脉所以周六甲而循四時率皆從微以至於著
自漸而趨於極各有其序也袁氏曰春溫而夏暑秋
涼而冬寒故人六經之脉亦隨四時陰陽消長迭動
以至也張世賢曰歲有十二月人有十二經古人以
易十二卦配之蓋莫不因陰陽升降之理歲之月也
人之經也易之卦也如印券符合每月卦之陰陽假

從下而上，故在人之王脈亦從足而之手也。且如少陽王。前甲子六十日。前三十日是少陽王。後三十日是太陽王也。各經做此。十二卦。如十一月地雷復䷗，十二月地澤臨䷒，正月地天泰䷊，二月雷天大壯䷡，三月澤天夬䷪，四月天天乾䷀，五月天風姤䷫，六月天山遯䷠，七月天地否䷋，八月風地觀䷓，九月山地剝䷖，十月地地坤䷁。易云：否極則泰來。剝極則復至。陰陽互相消長也。

回天天乾（乾上乾下）即純乾也。地地坤（坤上坤下）即純坤也。十一月一陽，十二月二陽，正月三陽，二月四陽，三月五陽，四月六陽，五月一陰，六月二陰，七月三陰，八月四陰，九月五陰，十月六陰，春夏陽也。然夏至一陰始生矣，是陽中存陰耳。故禮記云：反舌無聲，反舌鳥感微陰而不鳴也。秋冬陰也，然冬至一陽始生矣，是陰中存陽耳。故禮云：冬至到而葭管之灰飛矣，感微陽之氣也。更觀天熱則井中水冷，天寒則井中水煖，即太極生兩儀。兩儀生四象，兩儀者太陰太陽也。四象者，合少陰少陽而言之也。太極圖中一白一黑，黑者陽也。中有一點白，即一少陰也。白者陰也，中有一點黑，即一少陽也。即此可悟陰中有陽，陽中有陰之理也。

八難曰。寸口脈平而死者何謂也。

平謂脈不病也。

然。諸十二經脈者。皆係於生氣之原。所謂生氣之原者。謂十二經之根本也。謂腎間動氣也。

◎曰十二經。手足三陰三陽。寸關尺六部脈也。係連屬也。十二經之氣。皆從此出。故謂之根本。腎間兩腎之中間也。動氣氣所闔闢出入之處。即所謂命門也。其說詳三十六難中。

此五臟六腑之本。十二經脈之根。呼吸之門。三焦之原。一名守邪之神。

曰吸入腎與肝。故為呼吸之門。即所謂動氣是也。三焦與腎同候。而腎屬下焦。故曰三焦之原。謂三焦所從出也。守邪邪來詳。或謂元氣既足。則邪不能傷。故曰守邪之神。未知是否。

故氣者人之根本也。根絕則莖葉枯矣。

曰氣即原氣也。原氣在人。猶草木之有根本。若草木根絕則莖葉枯。人亦猶是也。

寸口脉平而死者。生氣獨絕於內也。

曰言內之生氣已絕。則雖其外之脉甚平。而亦不免於死也。

腎間動氣，人所得於天以生之氣也。腎為子水，坎北方卦也，乃天一之數，而火木金土之先也。所以為[illegible]氣之原，諸經之根本。又為守邪之神也。原氣勝則[illegible]不能侵。原氣絕則死，如根絕而莖葉枯矣。故寸口脈平而死者，以生氣獨絕於內也。

此篇與第一難之說，義若相背，然各有所指也。[illegible]以寸口決生死者，謂寸口為脈之大會，而穀氣之變見也。此篇以原氣言也。人之原氣盛則生，原氣脫則寸口脈雖平猶死也。原氣言其體，穀氣言其用也。按脈之流動，氣實主之。未有生氣已絕，而寸口脈尚平者，洪生氣之絶不能，亦必診脈而發見。若生氣急而脈猶平，則生氣自生，氣脈自脈，不相連屬，有是理乎？若内經必無此語病也。或云此言寸平而尺絶，亦非也。如此之言，已難於十四難，與寸口同一難之寸口，兼關尺而言，細玩經文，真寸口二字，統一寸九分之義也。

九難曰：何以别知臟腑之病耶？然：數者腑也，遲者臟也。

◎數者陽脈有餘而六至也，遲者陰脈不足而三至也，腑爲陽，臟爲陰故也。

數則為熱，遲則為寒。此二句釋所以遲數之義。言陽為熱，諸陰為寒。此二句釋所以數屬腑、遲屬臟之義。謂陽諸陰文推言之也。故以別知臟腑之病也。

◎凡人之脉，一呼一吸以為息。一息之間脉四至，閏以太息脉五至，命曰平人。平人不病之脉也。其有增者則為病。故一息三至曰遲，一息六至曰數。遲數不足有餘之脉也。臟陰腑陽，數為腑為陽為熱，遲為臟為陰為寒。不特是也，諸陽脉皆為熱，諸陰脉皆為寒[illegible]腑之病，由是別之。

曰：按以遲數則藏病亦未盡然，蓋府病亦有遲，而藏病亦有數者，但言其所屬陰陽大概則可耳，然終有語病。

十難曰：一脈為十變者，何謂也？

曰：一脈十變，謂一臟之脈，其變有十，如下文所云也。

然：五邪剛柔相逢之意也。

曰：五邪，五藏五府之氣失其正而為邪也，又分為虛實微賊正也。剛柔，五藏為柔，六腑為剛，故潔古云：甲丙戊庚壬謂之五陽剛也，乙丁己辛癸謂之五陰柔也。陰乘陽二十五，陽乘陰亦二十五，相逢為臟邪干

黄氏書云餘

臟腑邪之勝互關乘也。下文詳之。

微令心脈急甚者，肝邪干心也。心脈微急者，膽邪干小腸也。（從後來者，為虛邪，為未截）心脈大甚者，心邪自干心也。心脈微大者，小腸邪自干小腸也。（有邪當為正邪）。心脈緩甚者，脾邪干心也。心脈微緩者，胃邪干小腸也。（從前來者，為我生，為實邪）。心脈濇甚者，肺邪干心也。心脈微濇者，大腸邪干小腸也。（從所勝來者，為我尅，為微邪）。心脈沉甚者，腎邪干心也。心脈微沉者，膀胱邪干小腸也。（從所不勝來者，為尅我，為賊邪）。此所謂十變也。蓋藏于藏，則脈甚；于腑，則脈

微。急所大心繫，貯濇肺況背，乃五藏之本脈。見所以
之脈。則知何藏之手也。候小腸於心脈者，以手太陰與
少陰為表裏也。（即小腸與心相表裏，蓋屬火也）餘藏
配合亦準此。

五藏各有剛柔邪。故令一脈輙變為十也。

◎此二句乃推言之，舉心以為例，則五藏皆然。故曰
各有輙變也。

◎按此法甚精妙，亦經文之所未發。

十一難曰：經言脈不滿五十動而一止，一藏無氣者
何謂（一作藏）也。

又靈樞根結篇云人一日一夜五十營以營五藏之精不應數者名曰狂生所謂五十營者五藏皆受氣持其脉口數其至也五十動而不一代者五臟皆受氣四十動一代者一臟無氣三十動一代者二臟無氣二十動一代者三臟無氣十動一代者四臟無氣不滿十動一代者五臟無氣予之短期此引經文而約言之也無氣謂其氣已絶故脉行至此則斷而不續也

然人吸者隨陰入呼者因陽出今吸不能至腎至肝而還

動者脉至也。內經云人一呼脉再動。一吸脉再動呼吸定息。脉五動也。呼吸者以脉由呼吸而行也。脉動未終而止。因以知吸不能至腎也。按一息五動一肺二心三脾四肝五腎也則遍周五藏矣。一乃天地生成之數。十息則五藏循環十次。五十動而不見止脉。是五藏皆平。息數與脉數相應。何病之有。若則止脉雖不見而亦病矣。不滿五十動而見止者。蓋因吸者陽隨陰入。呼者陰隨陽出。陽不能營於下。化氣胖而還。不至於腎。不至於腎則腎氣先絶之其所以未五十動而見止也。

故知一藏無氣者，腎氣先盡也。不能至腎，故為腎氣盡。五藏腎位最下，吸氣是遠。按五十動不滿而一止者，知腎無所資，氣當先盡。盡臟衰竭也，衰竭則不能隨諸藏氣而上矣。又按脈結篇：四十動一代，一藏無氣，至不滿十動一代，五藏無氣云云。並不指明先絕之藏，蓋必審其何藏受病則何藏先絕，此定理也。若此所云一肺二肝三脾四心五腎，不必以受病之藏為斷，恐無是理。又按以呼吸驗無氣之義未確，若以吸不能至腎，第五動當止矣，何以能至四十動而一代耶。

十二難曰：經言五藏脉已絶於內，用鍼者反實其外；五藏脉已絶於外，用鍼者反實其內。內外之絶，何以别之？

〔注〕經文見（靈）九鍼十二原篇。

然：五藏脉已絶於內者，腎肝脉絶於內也，而醫反補其心肺；五藏脉已絶於外者，心肺脉絶於外也，而醫反補其腎肝。腎肝主內，心肺主外。補謂以針補之也。心肺為陽，腎肝為陰。陽絶補陰，陰絶補陽。

〔說〕謂陽絶當補其陽，乃不補其陽而反補其陰；陰絶當補其陰乃不補其陰而反補其陽是謂實實虛虛損不足而益有餘也。絕者虛也。不足也。不絕者實也。有餘也。此言補其所不當補則絕者益殆矣。殆危也如此死者醫殺之耶言病不必死而醫者誤治乃至死耳

按內經云肺主皮心主脈肝主筋腎主骨皮脈在外者也筋骨在內者也腎肝脈已絕於內者是陽虛不能榮於下而陰絕也反補其心肺者陰絕補陽也心肺脈已絕於外者是陰虛不能榮於上而陽絕也反補

其腎肝皆陽絶補陰也。噫正世所謂盲醫。不知醫而粗醫者也。殊不知用針之道以平為期。虛者補之。實者瀉之。有餘則損之。不足則益之。今盡其虛而損其不足。實其實。而益其有餘。不能起死人。而反殺生人。如此死者非自病而命絶也。醫殺之耳。用藥同此

◎按張潔古云。用寒涼藥實外也。用温煖藥實内也。所謂桂枝下咽。陽盛則斃。承氣入胃陰甚乃亡。一針一藥人命所係。業醫者可不慎諸。

◎按靈九針十二原篇云。凡將用針。必先診脉。視氣之劇易。乃可以治也。五臟之氣已絶於内。而用針者

反實其外。是謂重竭。重竭必死。其死也靜。治之者必反其氣取腋與膺。五臟之氣已絕於此。而用針者反實其內。是謂逆厥。逆厥亦必死。其死也躁。治之者反取四末。又小鍼辭篇云。所謂五藏之氣已絕於內者。脉口氣內絕不至。反取其外之病處與陽經之合。有留鍼以致陽氣。陽氣至則內重竭。重竭則死矣。其死也。無氣以動。故靜。所謂五藏之氣已絕於外者。脉口氣外絕不至。反取其四末之輸。有留鍼以致其陰氣。陰氣至則陽氣反入。入則逆。逆則死矣。其死也陰氣有餘。故躁。

回 滑伯仁曰。此《靈樞》以脉口内外言陰陽也。越人以心肺腎肝内外别陰陽，其理亦由是也。

回 徐靈胎曰：内絶為陰虚，故補腕與臍，以其為臟氣之所出也。外絶為陽虚，故補四末，以其為諸陽之本也。治法曉然可見。今易氣字作脉字，已屬支離，又以心肺為外，腎肝為内。夫既云五藏之脉，則心肺腎肝皆在其中，乃外絶指心肺，内絶指腎肝，文義如何可曉？夫陰陽内外，各有所當，不可執定心肺為外，腎肝為内之一說也。要知五藏分言之，則腎肝内而心肺外，合言之，則五藏又各有内外也。

◎紀天錫謂此篇言鍼法。滑壽謂此篇合入同鍼法濡之類。當在六十難之後，以例相從也。

十三難曰：經言見其色而不得其脈，反得相勝之脈者即死，得相生之脈者，病即自已。色之與脈當參相應，爲之奈何。

◎此言診視之法也。假如肝病，而見青色，其脈當弦而急。苟或反得浮濇之脈，乃是金來尅木，其病必死。若得沉濡而滑，是水來生木，其病勿藥自愈。餘倣此。

◎經言靈樞邪氣臟腑病形篇曰：見其色知其病，命曰。

明。據其脈知其病，命曰神；問其病知其處，命曰工。色脈形肉不得相失也。色青者其脈弦，赤者其脈鉤，黃者其脈代，白者其脈毛，黑者其脈石。見其色而不得其脈，謂色脈之不相得也。色脈既不相得，看得何脈。得相勝之脈即死，得相生之脈，病即自已。已，愈也。參合也。相勝相生，義見下文。

然：五藏有五色，皆見於面，亦當與寸口、尺內相應。

◎五色見下。言何藏病則見何色也。寸口指脈言，尺內指尺之皮膚言。下文自明。

◎[illegible]臟腑病形篇云：夫色脈與尺之相應也，如桴鼓影響之相應也。脈指診言，尺指皮膚言，語[illegible][illegible]今改脈作寸口字，義便混雜難曉。此經文之所以[illegible]寸易也。

假令色青，其脈當弦而急；色赤，其脈浮大而散；色黃，其脈中緩而大；色白，其脈浮濇而短；色黑，其脈沉濡而滑。此所謂五色之與脈當參相應也。

◎此言見其色而得其脈也。臟位於內，色見於面，脈見於寸口尺內。欲知病源，莫善診視，視其色，審其脈也。二者當參相應，苟或色如彼，而脈[illegible]此，則有相生相勝之說矣。其脈字下，俱該有一當字，一臟有兩四難無者，省文也。

◎《靈》五色篇云：青為肝，赤為心，白為肺，黃為脾，黑為腎。弦急浮大沉五者，皆五藏之本脈也。此言診視之法。假如肝病而見青色，其脈當弦而急；苟或反得浮濇之脈，乃是金來尅木，其病必死。若得沉濡而滑，是水來生木，其病可冀自愈，雖藏微，此謂相勝相生也。色脈當參相應，如此節所云，見其色，得其脈矣。脈數，尺之皮膚亦數；脈急，尺之皮膚亦急；脈緩，尺之皮膚亦緩；脈濇，尺之皮膚亦濇；脈滑，尺之皮膚亦滑。

◎此所謂脈與尺內相應者也。脈乃寸口，尺內之脈也尺之皮膚乃從關至尺澤之皮膚也數者屬心急者屬肝緩者屬脾澀者屬肺滑者屬腎脈在皮膚之內皮膚在脈之外內如斯而外亦如斯此謂內外相應再則相勝相生見焉內經曰三相應者上合色中合脈下合皮膚也

◎按靈邪氣臟腑病形之緩急大小滑澀肉之堅脆而病變定矣黃帝曰調之奈何岐伯答曰脈急者尺之皮膚亦急脈緩者尺之皮膚亦緩脈小者尺之皮膚亦減而少氣蕭云黃帝曰色脈已定別之奈何岐伯曰調其脈脈大者尺之皮膚亦賁而起脈滑者尺

之皮膚亦滑，脈濇者尺之皮膚亦濇。凡此變者有徵有甚。故善調尺者不待於寸，善調脈者不待於色，能參合而行之者，可以為上工，上工十全九。行二者為中工，中工十全七。行一者為下工，下工十全六。此述上文所謂色脈形肉不相失也。

⑩又按內經原文脈之大小，而越人易為脈數，數字昔一息六七至之謂，若皮膚則如何能數，此必傳寫之誤。不然，則文義且難通矣。

五臟各有聲色臭味，當與寸口尺內相應，其不相應者病也。

〇張靜齋曰。聲呼而色青。臭臊而味酸者。肝也。聲笑而色赤。臭焦而味苦者。心也。聲歌而色黃。臭香而味甘者。脾也。聲哭而色白。臭腥而味辛者。肺也。聲呻而色黑。臭腐而味鹹者。腎也。有是證。則當有是脈。是謂脈症相應也。假令脈弦而急。色白多哭。好臭喜腥。味之嗜辛。是謂肝脈而肺症。脈症不相應。故曰病也。聲色臭味解見三十四難。

〇按經文明言得相勝者死。得相生者病已。此明指有病者言也。今云其不應者病也。似概為無病者言。下語頗少斟酌。

○又按上文止言色，此處又增出聲臭味，而下文又無發明。夫聽五藏所發之聲，猶曰聞，為四診之一。若臭味不知何等辨法，且何以與寸口尺內相應，不更荒唐乎？至《素》、《金匱》直言論所云臭味，則以五臟之本體言，不得與脈相應也。

假令色青，其脈浮濇而短，若大而緩為相勝；浮大而散，若小而滑為相生也。

○若之為言或也。舉青色為例，以明相勝相生也。色青屬肝，浮濇而短是肺脈，脈勝色，為金尅木；大而緩為脾脈，色勝脈，為木尅土，故曰相勝。浮大而散是心

難經講義

脉。色生脉為木生火。小而滑為腎脉。脉生色為木生水。故曰相生。此所謂得相勝之脉即死。得相生之脉病即自已也。

⊙按此條釋相字之義。實補經文之所未及。此段指肝字一臓之色為例。其相勝相生。有如是者。餘臓皆倣此。

經言知一為下工。知二為中工。知三為上工。上工者十全九。中工者十全八。下工者十全六。此之謂也。

⊙色之與脉當參相應。否則不相生即相勝矣。人之皮膚與脉當參相應。否則不相生即相勝矣。審色之哌之與脈，亦當參而相應。不亦相生相勝見乎二皆之中。知其一而不知其二，謂之下工；知其二而不知其一，謂之中工；上工知下中之所不知，而三者俱備。至於治病，全生有多寡之不同焉。噫！昔所謂下工者，今亦罕見，無一臟俱有兩勝兩生。色之與脈，尺之皮膚與脈，聲色臭味與脈，皆見本臟，謂之相應，否則不相生即相勝矣。下工知一，中工知二，上工則知斯三者矣。

十四難曰：脈有損至，何謂也？

然：少曰損，多曰至。

難經直解　三十六

然至之脉，一呼再至曰平，三至曰離經，四至曰奪精，五至曰死，六至曰命絕，此至之脉也。何謂損？一呼一至曰離經，二呼一至曰奪精，三呼一至曰死，四呼一至曰命絕，此損之脉也。

一呼再至，脉之常也，謂之平脉。損則減之而屬陰，至則加之而屬陽。至脉呼少而至多，診至脉者，定其至數。損脉呼多而至少，診損脉者，定其呼數。一呼三至，即一息六至，陽初勝陰，一呼一至，則一息二至，陰始勝陽，故皆曰離經。離經者，離其常經也。一呼四至，即一息八至，陽勝於陰。二呼一至，即一息一至，陰勝於陽。故皆曰奪精。奪精者奪其精華也。一呼五至。即一息十至。至此則陽勝陰亡。三呼一至。即一呼二吸始得一至。至此則陰勝陽亡。故皆曰死。一呼六至。即一息十二至也。陽亢極矣。四呼一至。即兩息一至也。陰亢極矣。故皆曰命絶。自離經而為病。奪精而病甚。精亡而死。其命則絶。

按平人之脉。一呼再至。一吸再至。呼吸定息。脉四至。或加之則為過。减之則不及。過與不及。所以為病焉。損，應平者適得其常之謂。離經者離其經常之度也。奪精者精氣已盡奪也。死者言其必至於死也。命絶

崔昱壽[illegible]録

者言其生氣已絶。僅存脉之動而已，未盡息也。謝堅白曰。平人一呼再至。脉行三寸。今一呼三至。則脉行四寸半。一息之間計九寸。十息之間。一百八十丈。比平人行速過六十丈。此至脉之離經也。平人一呼脉再至。行三寸。今一呼一至。只得一寸半。二十息之間。脉遲行六十丈。此損脉之離經也。若夫至脉之奪精。一呼四至。則一息之間。行一尺二寸。損脉之奪精。二呼一至。則一息之間。行三寸。其病又甚矣。過此者為死。而命絶也。按《素·平人氣象論》云。人一呼脉一動。一吸脉一動。曰少氣。人一呼脉三動而躁。尺熱曰病温。尺不熱，脉滑曰病風，脉濇曰痺。人一呼脉四動以上曰死，脉絶不至曰死，乍疎乍數曰死。盡損不愈一呼一動，數不過四動以上者，若損至於四呼一至。至至於一呼六至。天下未必有此脉也。至脉從下上，損脉從上下也。

◎心肺為上，腎肝為下。至脉從下而逆上，由腎而之肺也。損脉從上而行下，由肺而之腎也。損脉之為病奈何？然：一損，損於皮毛，皮聚而毛落；二損，損於血脉，血脉虚少，不能榮於五藏六府；三損，損於肌肉，肌肉消瘦，飲食不能為肌膚；四損，損於筋，筋緩不能自收持。五損，損於骨。骨痿不能起於床。反此者至脈之病也。

肺主皮毛。心主血脈。脾主肌肉。肝主筋。腎主骨。各以所主而見其所損也。皮聚皺枯而縮也。皮聚毛落。損於肺。血脈虛少。損於心。肌肉消瘦。損於脾。筋緩。損於肝。骨痿。損於腎。五藏肺居最上。而心次之。其次脾。其次肝。腎居最下。由肺先病而後至腎。謂之損脈從上下也。反此為至脈之病者。則由腎病而後至肺。謂之至脈從下上也。五損損之極。五至至之極。故皆死。從上下者骨痿不能起於牀者死。從下上者皮聚而毛落者死。

◎此以斷至脈損脈之死期也。蓋損即爲虛，虛爲寒，故先中於表，至即爲數，數爲熱，故先中於裏，相傳勝必至內外表裏俱病，則不復可治矣。

然治損之法奈何？然：損其肺者，益其氣；損其心者，調其營衛；損其脾者，調其飲食，適其寒溫；損其肝者，緩其中；損其腎者，益其精。此治損之法也。

損即傷也。營者血也，衛者氣也。肺主氣，肺損，故益其氣。心主血脈，脈爲氣[illegible]心損，故調其營衛。脾主穀味，脾損則調其所飲所食，而寒溫各得其[illegible]。[illegible]

旺四時之末。故脾（當寒濕各得其時）肝主怒。怒傷肝。肝傷則緩。其中焌
曰肝苦急。急食甘以緩之。緩和也。腎藏精。腎傷則益
其精氣。五者受傷。優為不足。治之之法。故當隨其狀
傷而治之。
樓言治損而不言治至。蓋損至之脈。雖有從上下
從下上之殊。而五者之病狀則一。故言治損而治至
之法亦備矣。
脈有一呼再至。一呼再至。有一呼三至。一吸三至。有
一呼四至。一吸四至。有一呼五至。一吸五至。有一呼
六至。一吸六至。有一呼一至。一吸一至。有再呼一至

再吸一至。有呼吸再至，脉来如此，何以别知其病也。

有呼吸再至句，按此五字難經行文，即一呼一吸一至之謂。

◎董言損至以起下文也。上文統言五臟受病之次

以損至為五藏自病得之於內者而言。此再舉損至

之脈為問答，以求其病形言。脈絡氣血為邪所中之

微甚，自外之得者而言也。

然脉来一呼再至，一吸再至，不大不小曰平。

此言一息四至脉也。不大不小至數及脉形調匀也。

五臟六腑平和，其見如此，故曰平和。平者無過與不及

之謂也。

一呼三至，一吸三至，為適得病。前大後小，即頭痛目眩；前小後大，即胸滿短氣。

此下至盡死共四節，皆至脈為病，一節甚於一節也。

一息之間脈六至，比之平人多二至，故曰適得病也。適初也。初得病也。因病甚，脈始加平脈一至，得病故為未久。然即上文《難經》之義。書僅為有病之脈，而病未甚也。又以前大後小、前小後大而言病脈也。大小者，不均也。前指寸，後指尺。前大後小，病氣在陽，故頭痛目眩；前小後大，病氣在陰，故胸滿短氣。滑伯仁曰：前後非言寸尺，猶云《五難》前曲後居之前後，以始末言也。存參一呼四至。一吸四至。病欲甚。脉洪大者苦煩滿。沉細者腹中痛。滑者傷熱。濇者中霧露。

此一節言一息八至。較適得病加二至。故曰病欲甚也。病欲甚。即奪精之義。言其病將深也。浮大屬陽，細屬陰。八至之脉則陽甚必熱。加之洪大。為陽邪外越。故苦煩而不安。滿而悶脹。病在高也。八至之脉，而見沉細。為陰邪內陷。乃陰盛傳傷。主作疼痛。腹屬陰。故曰腹中痛。病在下也。滑者陽脉。為血實。故傷熱。熱為氣。而不傷血。血自有餘。故脉滑也。濇為陰為濇者陰脉。為傷還。故中霧露。霧露之寒。傷入營血。血受寒。故脉濇也。陰濕與寒作熱所以知其中霧露也。此又以一息八至之病分別言之。亦舉此為例。言仍當取所現脉象。以別其病。欲今讀者推廣其義也。

一呼五至。一吸五至。其人當困。沉細夜加。浮大晝加。不大不小。雖困可治。其有大小者為難治。

亦一節言一息十至脉也。一息十至。其人當危困。[illegible]形危也。十至之脉。若見沉細。沉細屬陰。此乃陽極而見陰。陰旺於夜。故夜加劇。浮大屬陽。陽上加陽。陽上加陽。陽旺於晝。故晝加。小大即浮大。小即沉細。若不大不小。陰陽齊等。則晝夜不至於太加。雖見十至而則難爲可治。十至而見大小，則曆晝夜而病益進。晝有晝加夜，如之說，故爲難治也。

一呼六至，一吸六至，爲死脈也。沉細夜死，浮大晝死。

○此一節言一息十二至脈也。十二至，大爲絕魂，故曰死脈。沉細爲陰，脈夜乃陰盛之時；浮大爲陽，脈晝乃陽旺之死，各因其脈而逢其時也。

一呼一至，一吸一至，名曰損。人雖能行，猶當着牀，所以然者，血氣皆不足故也。

○此言損脈也。一息二至，是損脈極，謂曰敗，名之曰離經。損脈從上下損及腎，骨將痿也。言人雖能行步，久當不起而看牀也。肺主氣，心主血，氣血不足，心肺俱損。明所以得損之故，亦知損來之漸，必至極也。易曰：履霜堅冰至，即此意也。

再呼一至，再吸一至，名曰無魂。無魂者當死也。人雖能行，名曰行尸。

㊂承上文損脈而言。此乃一息一至之脈也。一息一至，而息再動，減之極也。魂屬陽，魄屬陰。一息一至，陽已敗，陰陽敗絕，則魂去魄存，故曰無魂，當死也。人雖能行，但生道已絕，而游氣未散，尤魄動而已。所謂如尸之行，經曰：形氣有餘，脈氣不足者死。此之謂也。

上部有脈，下部無脈，其人當吐，不吐者死。

◎上部為寸，下部為尺。凡人之脈，上部有而下部[illegible]
乃邪實在上，生氣不得通達，故當吐其邪，而並其[illegible]
盖結則氣逆於上，故脈亦從而上，則下部之[illegible]脈，
因吐而然，非真離其根也。若不吐則無脈，則[illegible]
無為上無邪，而下氣竭，而非氣逆之故矣。故云當[illegible]
東垣李氏曰：下部無脈，此木鬱也。飲食過飽，填塞
胸中太陰之分，而春陽之令不得上行故也。是為
鬱。木鬱則達之，謂吐之是也。

上部無脈，下部有脈，雖困無能為害。所以然者，譬

[illegible]

人之有尺，樹之有根，枝葉雖枯槁，根本將自生。脈有根本，人有元氣，故知不死。滑伯仁曰：譬如二字當人之有尺下

◎脈若上無下有，雖病甚，至沉沉垂死，乃當更治。不為害。蓋脈者根乎元氣，元氣者腎間之動氣也。人根本。人有是氣，可以養生，豈至喪生。是脈根乎氣以運行者也。元氣未壞，則脈自能漸生。其所以部之無脈者，特因氣血之偶有滯耳。病去則自復。

謝堅白曰：上部無脈，下部有脈者，陰氣盛而陽氣鼓，雖困無能為害。上部無脈，如樹枝之槁，下部有脈，如樹之有根，惟其有根，可以望其生也。

揔上部有脉以下又因上文摘至之義而總言之以見無脉之説亦有而錯不可概定其死也

四明陳氏曰至極也陽獨盛而至數多也損減也陰獨盛而至數少也至脉從下上謂無陰而陽獨行至於上則陽亦絶而死矣有脉從上下謂無陽而陰獨行至於下則陰亦盡而死矣滑伯仁曰一難言寸口以決藏府死生吉凶謂氣口為五藏主也四難言脾受穀味其脉在中是五藏皆以胃為主其脉則主關上然此難言人之有尺譬如樹之有根脉有根本人有元氣故知不死則以尺為主也此越人所以錯綜

其義散見諸篇。以見寸關尺各有所歸重云。

十五難曰：經言春脈弦，夏脈鉤，秋脈毛，冬脈石，是王脈耶？將病脈也？

㊃經文見《素》平人氣象論及玉機真藏論。此下合二篇參錯其文而為篇也。

然：弦鉤毛石者，四時之脈也。

而四時之脈，謂脈之應乎四時，即王脈也。

春脈弦者，肝東方木也，萬物始生，未有枝葉，故其脈之來濡弱而長，故曰弦。

㊄肝主筋，應筋之象而為弦。濡弱而長，是弦之正象

否則即為太過不及之脈。
夏脈鉤者。心南方火也。萬物之所茂。垂枝布葉。皆下曲如鉤。故其脈之來疾去遲。故曰鉤。
按心主血脈。應血脈來去之象而為鉤。來者自骨肉之分。而出於皮膚之際。氣之升而上也。來疾謂其來少急而勁。去者自皮膚之際而入於骨肉之分。氣之降而下也。去遲謂其去少緩而弱。此所謂下曲如鉤者也。
秋脈毛者。肺西方金也。萬物之所終。草木華葉。皆秋而落。其枝獨在。若毫毛也。故其脈之來輕虛以浮。故曰毛。

肺主皮毛，應皮毛輕浮之象，而爲毛。其枝獨在，若毫毛然。言其四面無所輔，而體又甚輕也。

冬脉石者，腎北方水也，萬物之所藏也。盛冬之時，水凝如石，故其脉之來沉濡而滑，故曰石。此四時之脉也。經文說之詳矣。四時陽生陰長，陽殺陰藏，人身之脉皆因時而見焉。腎爲[illegible]之象，而爲石。冬氣聚斂，故沉而濡滑，水之象也。按臟腑之與五行合，各有所屬，而春夏秋脉皆以木爲喻者，蓋惟木爲因時遷變也。

如有變奈何。

脉逆四時之謂變。變者更變失常也。然春脉弦，反者為病，何謂反？然其氣來實強，是謂太過，病在外；氣來虛微，是謂不及，病在内。春三月脉當微弦，其來濡弱而長，反是者則為肝病。微弦者，弦之無過不及，而有胃氣也。偏脉氣之來弦而實強，謂之太過。太過為陽，而發於表，故病在外，令人善忘，忽忽眩冒而巔疾。若脉氣來弦而虛微，謂之不及。不及為陰，而怯於中，故病在内，令人胸痛引背，下則兩脇胠滿。氣來厭厭聶聶，如循榆葉曰平。厭厭聶聶，

王冰註以……為浮薄而虛也……按《素》平人氣象論云：平脉來軟弱招招，如揭長竿末梢曰肝平。又云平脉脉來

猒猒聶聶如落榆莢曰肺平蓋形容肺脈之如毛義今引為肝平恐有不合益實而滑如循長竿曰病此皆弦而太過之象而急而勁益強如新張弓弦曰死。此則弦之甚即所謂真藏脈也。春脈微弦曰平。弦多胃氣少曰病。但弦無胃氣曰死。胃氣冲和之氣也。微弦胃氣少但弦無胃氣。即上文三者之象也。下文做此。春以胃氣為本。四時皆以胃氣為本。蓋土寄旺於四時也。經云資始於腎。資生於胃。腎者先天之氣也。胃者後天之氣也。又云有胃氣則生。無胃氣則死。蓋土能生萬物。人無食則死。夏脈鉤。反者為病。何謂反。然其氣來實強。是謂太過。病在外。氣來虛微。是謂不及。病在內。

◎夏三月脈當微鉤。其來疾而去遲。反是者則為心病。微鉤者。鉤之無過不及。而有胃氣也。倘脈氣之來則而實強。則太過矣。其病在外。令人煩心。上見欬唾。下為氣泄。若氣來虛微。是謂不及。病在內。其脉來累如環。如循琅玕曰平。如環。(素問)作如連珠言其滿盛也琅玕石似珠者來而益數。如雞舉足者曰病。謂實而動也。按(素)平人氣象論云病心脉來喘喘連屬。其中微曲曰心病。又云實而盈數。如雞舉足曰脾病今引為心病之脉亦誤前曲後居。如操帶鉤曰死。居(素問)王冰註曰不動也帶鉤曲而堅者也夏脉微鈎曰平。鈎多胃氣少曰病。但鈎無胃氣曰死。夏以胃氣為本。秋脉毛。反者為病。何謂反。然。其氣來實強。是謂太過。病在外。氣來虛微。是謂不及。病在內。

(一)秋三月脉當微毛。其來輕虛以浮。反此則為病焉。

微毛者有胃氣而毛之得中也。倘氣來實强者毛而中央堅。兩旁虛也。氣來虛微者。毛甚而虛微也。實强則太過。而病在外。令人逆氣而背痛慍慍然。虛微則不及。而病在內。令人喘呼吸少氣而欬。上氣見血。下聞病音。其脈來藹藹如車蓋。按之益大。曰平。車蓋言其浮大而虛也。車之蓋上小下大故曰按之益大。按平人氣象論平脈來厭厭聶聶如落榆莢曰肺平[illegible]訣為心平之脈此二語則經所無也按仲景傷寒論辨脈法云脈藹藹如車蓋者名曰陽結也此又一義。不上不下。如循雞羽曰病。素問王冰注謂中央堅[illegible]兩旁虛按之蕭索。如風吹毛曰死。素問云如物之浮如風吹毛曰肺死王冰謂如物之浮瞥瞥然如風吹水。紛紛然也。蓋皆輕虛飄亂之義秋脈微毛曰

平。毛多胃氣少曰病。但毛無胃氣。曰死。秋以胃氣為

本。

冬脉石。反者為病。何謂反。然。其氣來實强。是謂太過。

病在外。氣來虛微。是謂不及。病在內。

◎冬三月脉當微石。其來沉濡而滑。反是則為病矣。

微石者有胃氣。而石得其中也。備氣之來也。石而實

强。謂之太過。病在手外。其氣之來也。石而虛微。謂之

不及。病在手內。在外。令人解㑊。脊脉痛而少氣。不欲

言。在內。令人心懸如飢。眇中清。脊中痛。少腹滿。小便

變。其脉來上大下兑。濡滑如雀之啄。曰平。雀啄上而來續

〻脈〻脈連屬其中微曲。曰病。喘喘連屬，言搏手而數，其中微曲，言其象似鉤也。

諸平人氣象論云。喘〻累〻如鉤，按之而堅，曰腎平。來如引葛，按之益堅，曰腎病。至於如鳥之喙，乃脾之死脈。喙〻連屬其中微曲，乃心之病脈，不知何以錯誤如此。來如解索者，如彈石〻，曰死。解索緊而散，彈石促而堅。冬脈微石曰平。石多胃氣少曰病。但石無胃氣曰死。冬以胃氣為本。

◎胸中位，即上焦，宗氣所積。中焦，營氣所出。下焦，衛氣所出。營出於中焦。中脘穴為中焦。胃中穀氣傳化精微為血。衛出於中焦。臍下一寸陰交穴為下焦。其陽氣上升為衛氣。

胃為水穀之海。所聚也。水穀聚於胃，如海為衆水，主稟四時。

胃爲中土分主四季皆以胃氣爲本。是謂四時之變病。
故曰主稟四時
死生之要會也。胃盛水穀三斗五升。故謂水穀之海春夏秋冬晝夜胃氣而得平故皆以
胃氣爲根本本氣一竭則爲病矣是如胃氣少者病胃氣絕者死是氣也非要會而何
脾者中州也。其平和不可得見。中州言在四藏之中四藏平和則脾脉在
其中故不衰乃見耳。來如雀之啄。如水之下漏。是脾
可得見
衰之見也。雀啄言其堅銳。水下漏言其斷續無常
按脾屬土。而居四藏之中。主行水穀之精氣。通灌於
四旁脾爲胃轉精於肺灌溉於四旁而爲胃行其津液故曰中州不見主時
寄旺四季。故善不可得見。而惡可見也。惡指衰也。病指如
雀之啄。是謂不及。令人九竅不通。如水之漏水。是謂

太過令人四肢不舉。其見如此。則脾衰可知矣。按平人氣象論云：平脾脈來，和柔相離，如雞踐地，曰脾平。則脾平之脈亦可見也。惟（素）玉機真藏論云：脾者土也，孤藏以灌四旁者也。善者不可見，惡者可見。其說或本此。及攷平人氣象論云：如鳥之距，如屋之漏，如水之流，曰脾死。是則雀啄屋漏，直是死脈，不特衰脈也。按此一難，不過備引素問平人氣象論及玉機真藏論兩篇語。不特無所發明，且與經文有相背處。反足滋後學之疑。不知何以謬誤至此。

春脈太過，則令人善忘，忽忽眩冒巔疾。不及則令人胸痛引背，下則兩脇胠滿。夏脈太過，則令人身熱而而膚痛，為浸淫。不及則令人煩心，上見咳唾，下為氣泄。秋脈太過，則令人逆氣，而背痛慍慍然；不及則令人喘，呼吸少氣而咳，上氣見血，下聞病音。冬脈太過，則令人解㑊，脊脈痛，而少氣不欲言；不及則令人心懸如飢，眇中清，脊中痛，少腹滿，小便變。此岐伯之言也。越人之意，蓋本諸此。變脈言氣者，脈不自動，氣使之然，且主胃氣而言也。循，撫也，按也。春脈厭厭聶聶，如循榆葉，弦而和也。益實而滑，如循長竿，病多也。急而勁益強，如新張弓弦，但弦也。夏脈累累如環，如循琅琅玕，鉤而和也。如雞舉足，鉤多而有力也。前曲後居

謂按之堅而搏，尋之實而據，猶鉤也。秋脉藹藹如車
蓋按之益大，毛而和也。不上不下，如循雞羽，毛多也。
按之蕭索，如風吹毛也。但毛也。冬脉上大下兑，大小適
按石而和也。上下與來去同義。喩之連屬，其中微曲
石多也。來如解索，去如彈石。但石也。大抵四時之脉
皆以胃氣為本，故有胃氣則生，胃氣少則病，無胃氣
則死。於弦鉤毛石中，每有和緩之體，為胃氣也。此篇
真內經中至消異同處，均載前小註內。胃土之數五，
藏精歸之，故云水穀之海。而水火金木無不待是以
生，故云主稟四時，稟供給也。脾者中州，謂呼吸之間

脾受穀味，其脉在中也。其和平不得見，以脾寄王於四季，不得獨主於四時，四藏之脉平和，則脾脉在脾矣。衰則見者，雀啄屋漏，異乎常也。雀啄者，脉至堅鋭而斷續不定也。屋漏者，脉至緩散，而復止也。

十六難曰：脉有三部九候，有陰陽，有輕重，有六十首，一脉變為四時，離聖久遠，各自是其法，何以別之？

◎三部九候，詳素三部九候論，而本經十八難中說三章言之，當屬此篇，恐錯簡在彼。三部寸關尺，九候浮中沉。三部之脉（有浮中沉）的非若素之以頭手足之動脉為三部而每部各分天地人為九候也。陰陽詳第四難。

難經詳義

輕重詳第五難。六十首見（素）方盛衰篇曰。聖人持診之道。先從陰陽而持之。奇恒之勢。乃六十首。王冰註謂奇恒六十首。今世其義不存。則失其傳。由來遠矣。或謂即第七難。各王六十日。以首甲子遞推之義。一脉變為四時。詳十五難。遍春夏秋冬。而變見弦鈎毛石也。但諸設難。下文俱無發明。疑有脫誤。

一脉者。指胃氣也。變為四時。是遍春夏秋冬。不變見弦鈎毛石也。診法有是數者。越人自謂其時。離上古軒岐之聖。蓋有年矣。其後歷代名醫輩出。各執己見。立為成法。雖聖愈久。而愈失其真。果何以别其孰是孰

孰非乎噫診註固有不同病證猶有可驗有是病有是證而更得是脉則庶乎其不差矣

回地支由河圖推測天干由洛書推測

地支六合

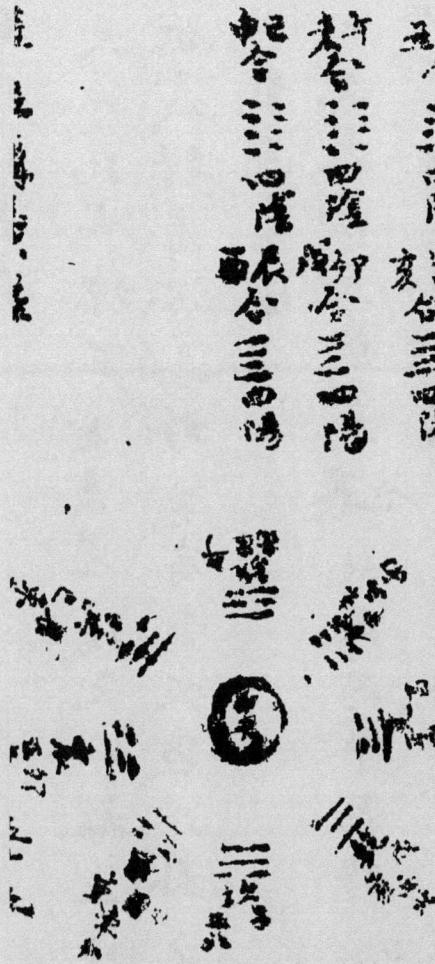

子丑合☷四陰　寅亥合☰四陽

午未合☷四陰　戌卯合☰四陽

巳申合☷四陰　辰酉合☰四陽

地支六沖

如子在北方其對面午在南方相沖也餘可類推

先天以乾上坤下伏羲易　後天以離上坎下文王易

昔伏羲時有河出形身有龍文點八卦之狀浮於河

故曰龍馬負圖

易曰先天而天弗違羲也　後天而奉天時羲也

子水　坎水　丑土　寅木　艮土山

卯木　震木雷　辰土　巳火　巽木風

午火　離火　未土　申金　坤土地

酉金　兑澤金　戌土　亥水　乾金天

子丑合　寅亥合

卯戌合　辰酉合

巳申合　午未合

子午冲　丑未冲

寅申冲　卯酉冲

辰戌冲　巳亥冲

五運之氣，本諸五行生化之理，合諸洛書之數。洛書

圖洛水有龜負圖形，而衍之，而集子詳洪範九疇。

戴九　履一　左三　右七

二四為肩　六八為足

甲一也　乙二也　丙三也　丁四也

戊五也　己六也　庚七也　辛八也

壬九也　癸十也

（縱橫十五）

天地之合

甲與己合　一六　精也

乙與庚合　二七　……也

丙與辛合　三八　……也

丁與壬合　四九　……也

戊與癸合　五十　……也

甲己化土為土運，土運金木水火非土不生，而土生萬物，故天運以土為起例也。土生金，故金運次之；金生水，故水運又次之；水生木，故木運又次之；木生火，故火運又次之，而為其終至土也。

難經彙考　卷

甲太陰木　乙太陰木　丙太陽大

丁太陰火　戊太陽土　己太陰土

庚太陽金　辛太陰金　壬太陽水

癸太陰水

五運主氣之圖

六氣主歲[illegible]間客加臨之圖

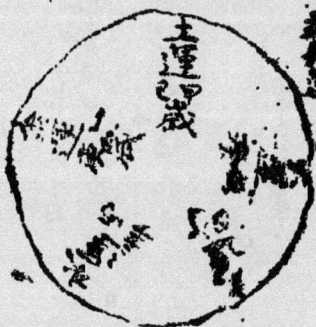

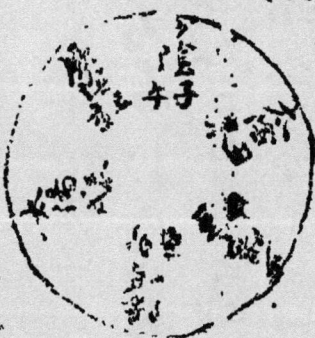

少陰司天則陽明在泉　少陰在上則左太陰右厥陰

陽明在下則左太陽右少陽　上下主歲　左右主時令

期環轉周而復始　少陰熱火　陽明燥金　太陰濕土
厥陰風木　太陽寒水　少陽火
凡司天上半年　在泉下半年　上左右春夏　下左右
秋冬　年上起月法　甲己之年丙作首。乙庚之歲戊
為頭。丙辛之位從庚起。丁壬壬位順行流。戊癸之年
何方覓。甲寅之上好追求。
如甲己之年　則正月乃丙寅也。丙屬火　火能生土
故為土運　乙庚之年則正月乃戊寅也　戊屬土　土能
生金也　故為金運　餘做此　丙辛之年則正月乃庚寅
庚屬金　金能生水　故曰水運　丁壬之年　則正月乃壬

寅壬屬水水生木故曰木運戊癸之年則正月爲甲寅甲屬木木生火故曰火運 兩青當在善瑤之余若字當作或字及字說下文徵此 假令得肝脈若句。字得肝脈爲病也下徵此 肝與膽合木 心與小腸合火 脾與胃合土 肺與大腸合金 腎與膀胱合水 三焦與包絡合相火合者同氣相求之義即相爲表裏如一臟配一腑 左傳醫和對晉平公云六氣陰陽風雨晦明也分爲四時序爲五節過則爲菑陰淫寒疾陽淫熱疾風淫末疾雨淫腹疾晦淫惑疾明淫心疾 子午寅申辰戌爲陽主太過 丑未卯酉巳亥爲陰主不及。

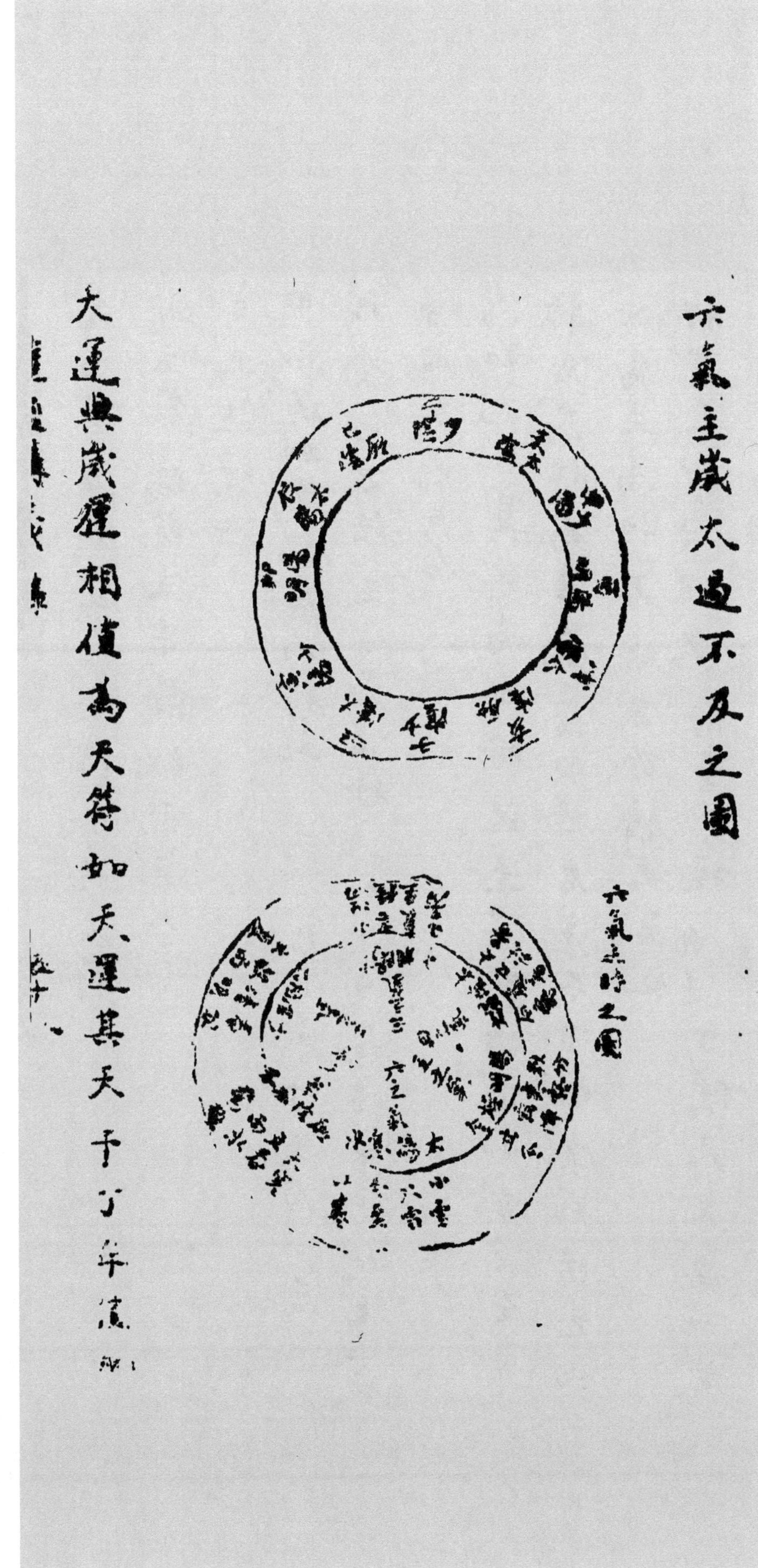
六氣主歲太過不及之圖
六氣主時之圖
天運與歲運相值為天符如天運其天干丁年値

丁巳字為木運合厥陰不為天符

肝主筋 陽明主宗筋 故能束骨

日上起時法

甲己還加甲 乙庚丙作初 丙辛從戊起 丁壬庚子居

戊癸何方法 壬子是順行 如甲日其時甲子起止亥

時畢 如己日仝

又如乙日其時丙子時起至丁亥時止 如庚日仝

肺居高位為華蓋 茲曰臟右是居下也 不知肺之咽

厥屬至高但其絡系於臍之右也

脉有三部 寸關尺 部有四經 兩手寸關尺各候一臟

一臟也

手太陰肺金辛　足太陰脾土己　手少陰心火丁

（臟也）

足少陰腎水癸

手厥陰心包相火

足厥陰肝木乙

手太陽小腸火丙

足太陽膀胱水壬

手陽明大腸金庚

足陽明胃土戊

手少陽三焦相火

足少陽膽木甲

難經講義

[illegible]

標本中氣說

少陽之上火氣治之　中見厥陰

少陰之上熱氣治之　中見陽明

厥陰之上風氣治之　中見少陽

太陽之上寒氣治之　中見太陽

陽明之上燥氣治之　中見太陰

太陰之上濕氣治之　中見少陰

右　降下陰精

左　精陽上升

大腸　肺　金　寸

胃　脾　土　關

三焦　心包　相火　尺

寸　火　心　小腸

關　木　肝　膽

尺　水　腎　膀胱

少陽厥陰相表裏
厥陰少陽相表裏
陽明太陰相表裏
太陰陽明相表裏
少陰太陽相表裏
太陽少陰相表裏
三焦心包相表裏
膽肝相表裏
大腸肺相表裏
胃脾相表裏
小腸心相表裏
膀胱腎精相表裏

其病為之奈何。

此承上文內外症以起下文，直問內外症之詳也。

然：假令得肝脉，其外證善潔，面青，善怒；其內證臍左有動氣，按之牢若痛；其病四肢滿閉，淋溲便難，轉筋。有是者肝也，無是者非也。

此言診得肝之病脉也。夫肝脉見於肝部而和平，此乃平脉。或太過，或不及，乃肝之病脉，非平脉也。五臟脉體詳十三難。肝與膽合，膽為清淨之府，故善潔。面青，肝之色也。肝為將軍之官，故善怒。善猶喜好也。善怒，肝之志也。《素·陰陽應象大論》：肝在色為蒼，在志為

[illegible]

然此外證之色脈情好也。臍左，素問刺禁論：肝生於左。肝左之位也。動氣（臍左動氣）有真氣不能藏，蓋肝病其氣不行，不能條達而發現於外也。積之牢者，堅結而不移。若痛者，氣鬱而滯也。滿閉塞也。蓋肢節當屬於肝，系氏詩曰：風淫末疾。（末謂四肢也）四末，馮氏曰：肝氣膹鬱則四支滿閉是也。淋溲便難，（靈樞經脈篇）云：足厥陰脈循陰股，結於陰器，故病見於溲便難也。轉筋者，靈樞九鍼篇云：肝主筋，故病筋也。此內證之部屬及所主病也。是者指上文病症而言，如無此病症，則雖見肝脈而其病實不在肝也。

令得肺肝其外證面赤口乾喜笑其内臍上有
按之牢若痛。其病煩心。心痛掌中熱
下
也。無變者非也
診得心之病脉也面赤者心火之心
曰
也喜笑心之志與聲也心位在上故臍上有動
氣蓋心在色為赤口乾心氣通於舌火上炎則乾
心在志為喜在聲為笑。因喜亦屬心經故從而
之臍上心之位也煩心心痛在本藏也掌中（靈樞）經脉
少陰脉入掌而又為手心主脉所過之處掌
其心不受邪心為君主之宫受邪者手心主
中心之
也

難經淺說　六十一

中熱噦乾　也噦者有聲而無物。心中熱故發噦。至真要大論諸　衝上。皆屬於火。諸嘔血　皆屬於熱。心痛則火盛作熱。故有聲無物而噦。

得　脈。其外證面黃善噫善思善味。其内證當臍有動氣。按之　苦痛。其病腹脹滿。食不消。體重節痛怠惰嗜臥。四肢不收。有是者脾也。無是者　也

㊃此言診得　之病脈也。黃乃脾之色也。面黃（素脾在色為黃）噫即噯氣（靈　寒氣客於胃。厥逆從下上散。復出於胃。故為噫。胃與脾合。故病同。善　善

惡味以助之。當衝脾倍乎中也。腹脹滿者，素問云

言滿，腹為陰，陰中之至陰，脾也。故病在腹，脾病矣。

為壅滯，故作脹滿。脾主化食，不能消化，飲故食不

消。脾主肌肉，濕淫所勝，故體重。節痛者，素問痿論明

主束骨而利機關。脾與胃合，故亦主節。怠惰不能任

勞，嗜臥則精神疲倦，勞倦亦屬脾也。四肢不收者，以

曰脾主四肢。少氣力，不收持也。

假令得肺脈，其外證面白，善嚏，悲愁不樂，欲哭。其內

證臍右有動氣，按之牢若痛。其病喘咳，灑淅寒熱。有

是者肺也，無是者非也。

難經診病

回 此言診得肺之病脈也。白乃肺之色也。面白（素）肺在色為白，善嚏。（素）肺在志為憂，在聲為哭。志若悲慼而不樂，故其聲欲哭也。（素）刺禁論：肺藏於右，脇居肺之位也。肺主氣，邪居肺，則氣逆不順而作喘嗽。肺主皮毛，風寒所傷，則洒淅而寒熱。

假令得腎脈，其外證面黑，善恐欠；其內證臍下有動氣，按之牢若痛。其病逆氣，小腹急痛，泄如下重，足脛寒而逆。有是者腎也，無是者非也。

回 此以診得腎之病脈也。面黑，腎之色也。（素）腎在色為黑。腎在志為恐。腎氣不足，故善恐。（靈）口問篇曰欠繞於下。陽氣未盡。陽引而上。陰引而下。陰陽數然。又云腎主為欠，欠呵欠也。欠氣相引也。下。臍下有動氣。臍下腎之位也。生氣根於腎間者也。道濇。而小便上行，用下氣不藏，則上逆。故逆氣。腎陰逆於小腹。故小腹急痛。腎主二陰。下重氣下墜不收也。泄而下重，少陰泄也。腹下泥也。腎主骨，腎病則足脛寒而逆。靈經脈篇足少陰腎之脈，循內踝之後，別入跟中，以上踹內。故病如此。

十七難曰。經言病或有死，或有不治自愈，或連年月不已。

◎此亦錯引經語，非經之全文也。

其死生（一作生死）存亡，可切脈而知之耶？然可盡知也。

◎死者不可治也，不治自愈，不待砭焫（音熱，義同）醫藥也。

病自愈也。連年月不已，久病也。人之受病，庵是三舊

其生而死，存而亡，診其脈可以盡知也。

此篇所問者三，答云可盡知也，而上發明病之死證

其自愈不必者未及，當有闕文。

診病若閉目不欲見人者，脈當得肝脈強急而長，而

反得肺脈浮短而濇者，死也。

◎素問曰：目乃肝之竅。又曰：目受血而能視。閉目不

欲見人此肝病現症肝與胆合肝病則胆虛虛則驚。故閉目不欲見人。强急而長。肝之本脉。脉病欲相應故以當得。設肝病得肺脉證屬金。金勝木為鬼賊則死

張靜齋曰。肝病得浮大而散之心脉。或作緊實而數為子助病不治自愈。按之濡。舉指或來疾之腎脉濇為母生病故連在月不已。餘倣此推此以言外而尋其自愈不已之理由本知確否存叅存疑

病若閉目而渴。心下牢者。脉當得緊實而數。而反得深濇一作濡而微者死也。

開目而渴者，張其目而欲飲也。心下牢者，是邪實也。此乃心肝二經之病。心主熱，熱甚則開目而渴，此心病現症也。緊實而數，心之本脈；沉濇而微，腎之本脈。證屬火，脈屬水，水來勝火，為尅賊，故死。心下牢者，為邪實；沉濇而微，為脈虛。邪實而脈虛，亦死。

病若吐血，復鼽衄血者，脈當沉細，而反浮大而牢者死也。

曰：肺主氣，血為氣配。凡血病者，多起於氣。脫血則脈虛，故當沉細。今浮大而實者，火脈也。火勝則肺金愈衰，而血病愈甚，故知其死。

而血病愈甚，故知其死。

○此又一義，不以生剋言。脱血脉實相反也，所謂病虛脉實，故死也。《靈》玉版篇云：衄而不止，脉大，是三逆。即此義也。

病若譫言妄語，身當有熱，脉當洪大。而反手足厥冷，脉沉細而微者，死也。

○譫言妄語，症也。身有熱，病也。脉洪大，屬火也。此脉與病症相應。今反手足厥冷，脉沉細而微，水勝火，爲陽病見陰脉，相反也。亦病實脉虛，其死也明矣。手足厥冷〻〻言之也。

病若大腹而泄者，脈當微細而濇，反緊大而滑者死也。

曰：大腹，腹脹也。大腹而泄，脾病也。脾受穀味以灌四旁，病則虛，脈當微細而濇。今反緊大而滑，是相勝也。泄而脈大，脈不應病，為相反矣。此亦病虛脈實，故死也。《靈樞·玉版》篇云：腹鳴而滿，四肢清，泄，其脈大，是二逆也。

十八難曰：脈有三部，部有四經。手有太陰肺、陽明大腸，皆診於右寸；足有太陽膀胱、少陰腎，皆診於左尺，為上下部。右寸為上，左尺為下，何謂也？

三部者，合兩手寸關尺而言。每部之中，復有四經。如寸部左則心與小腸，右則肺與大腸，三部共十二經也。上寸部也，下尺部也。

〇此篇亦問之意。謂人十二經脈凡有三部，每部之中有四經，今手有太陰陽明，足有太陽少陰，為上下部何也？蓋三部者，以寸關尺分上中下也。四經屬寸關尺兩兩相比，則每部各有四經矣。手之太陰陽明，足之太陽少陰，為上下部者，肺居右寸，腎居左尺，循環相資。肺高腎下，母子之相望也。經云藏真高於肺，藏真下於腎，是也。

然手太陰（肺）陽明（大腸）金也，足少陰（腎）太陽（膀胱）水也。金生水，水流

六十六

下行而不能上，故右下静也。此言左右者，指谓门也。

足厥阴肝与少阳胆，皆聆於左，肝木也，生上太阳。

少阳也。火皆聆於左，火炎上行而不能下，故为上静。

心主部之厥阴心包络少阳火，生足太阴脾阳明也。

土皆聆於右，隐齐春之义，土主中宫，故在中静也。

土实聆于左

此皆五行子母更相生养者也。以上皆言二十四经所上下主义，下文又论经所上

以言五病

手太阴肺经也。手阳明大肠经也。大肠肺之腑。二者

属金。足少阴肾经也。足太阳膀胱经也。膀胱肾之腑。二者

属水。金生水。水之性下而不上，故流下行。

不能上亂於肺金。水生於金，而性不同於金，故金居上部，而水居於下部也。水生木。木者，足厥陰肝經也，足少陽膽經也。木得水而生，絕水而死，故水木之部相連。而木部居於左關。木生火。火者，手太陽小腸經也，手少陰心也。心火性炎上而不下，故為左手之上部。手之心主包絡、少陽三焦相火也，俱有名而無實，寄位於右尺。火生土。土者，足太陰脾經也，足陽明胃經也。土主中宮，故在中部，而居於右關。金生水，水生木，木生火，火生土，土復生金，金[illegible][illegible][illegible]下，[illegible]生子，子為母，而復生子。子母更相生養者也。

問：按前四難所云心肺俱浮，肝腎俱沉，脾者中州……志。但從直以藏言，而此以經言，而藏府兼之。以上問

答：明經此下二節俱系細費疑，他經錯簡。

脈有三部九候，各何所主之？（一本無主字）然：三部者，寸關尺也。九候者，浮中沉也。（三部各有浮中沉，故為九也。）上部法天，主胸以上至頭之有疾也；（此以經絡部位言）中部法人，主膈以下至臍之有疾也；下部法地，（此四字一作人為下部，而應乎地）主臍以下至足之有疾也。（即《素》脈要精微論所云上竟上者，胸喉中事也；下竟下者，少腹腰股膝脛足中事也。但此脈法真也，微別。）審而刺之者也。（謂審其病之上下，而刺其所在腧穴。）浮者陽也，沉者陰也，中者陰陽之間也。寸關尺三部俱

脊浮中沉三候，三而三之，合成九也。此與（素問）三部九候篇小異。素問三部，人身上中下三停也；九候，九處以候九臟也。此則總括三停九處於兩手寸關尺。寸為上部，法天，主胸以上至頭之有疾；關為中部，法人，主膈下至臍之有疾；尺為下部，法地，主臍下至足之有疾。本經言每部三候，謂浮中沉之三等；素問云每部三候，天地人之三處也。人之見得於素問中者，其所候雖有不同，其主病則一。審而刺之者，審其病而刺其病，勿令上中下諸經之有讁也。潔古云：隨其上下，審其部位而刺之。手之經瀉陽補陰，足之經瀉

瀉陰補陽中部法人調其陰陽臨時致宜紀氏曰余
而刺之者此篇上下不說用針方法高承德楊玄操
以刺解針且素問本意轉說用針以刺解針猶為是
理大抵針藥一理雖云用針醫藥亦同
謝氏曰此一節當是十六難中答辭錯簡在此而別
出脈有三部九候各何主之之意審而刺之紀氏曰
欲診脈動而中病不可不審故曰審而刺之刺候謂
中其候或曰刺針刺也謂審其部而針刺之按素脈
要精微論尺內兩旁則季脇也尺外以候腎尺裏以
候腹中附上左外以候肝內以候膈右外以候胃內以

内以候脾土。附上右外以候肺。内以候胸中。左外以候心。内以候膻中。前以候前。後以候後。其診法與脉經難經。係互異。此篇所論六經部位，乃素問血氣形志論所謂足太陽與足少陰為表裏（膀胱腎）。足少陽與足厥陰為表裏（膽肝）。足陽明與足太陰為表裏（胃脾）。是為足陰陽也。手太陽與手少陰為表裏（小腸心）。手少陽與心主（即手厥陰）為表裏（三焦包絡）。手陽明與手太陰為表裏（大腸肺）。是為手之陰陽也。以此為據。而後世脉經脉訣因之。但素問上言經絡表裏如此。並不指為診脉之位。今乃以右尺診心主少陽三焦。及八難以腎為三焦之原。三十九難又。

謂命門氣與腎通，皆互相發明也。

按《素問·三部九候論》謂：上部天，兩額之動脈，在額兩傍，動應於手，足少陽脉氣所行也。上部地，兩頰之動脈，在鼻孔下兩旁，近於巨髎之穴，動應於手，足陽明脉氣之所行。上部人，耳前之動脈，在耳前陷者中，動應於手，手少陽脉氣之所行也。中部天，手太陰也，謂肺脉，以在掌後寸口中，謂經渠，動應於手。中部地，手陽明也，謂大腸脉也，在手大指次指岐骨間，合谷之分，動應於手也。中部人，手太陰也，謂心脉也，在掌後銳骨之端，神門之分，動應於手。下部天，足厥陰也，謂肝脉也，在毛際外，羊矢下一寸半陷中，五里之分，臥而取之，動應於手也。女子取太衝，在足大指本節後二寸陷中是。下部地，足少陰也，謂腎脉也，在足內踝後跟骨上陷中，太谿之分，動應於手。

寸部人迎足太陰也。謂脾脉也，在魚腹上趨筋間，直五里下箕門之分，沉取得之而動應於寸口，候胃氣當取之趺之上衝陽穴中脉動乃應手也。

今以上關尺為三部，以浮中沉為九候，總無以一一合，蓋此經診脉之法，其述不一，而難經則專以寸口為斷，於是將經中診法盡附會入之，此必別有傳授，不可輕議其非。然既取經文以發其義，自當悉本乎經也。

人病有沉滯久積聚，可切脉而知之耶。

此積，臟病也；聚，腑[illegible]……[illegible]君也。

滑氏[illegible]此下[illegible]求其[illegible]，當是十六難中或連錯簡，[illegible]辨。

[illegible]是舊説[illegible]。

然。病在右脅有積氣，得肺脉結。積聚之氣也。右脇，肺部也。結爲積聚。

六脉肺部見結，知在脇有積氣。脉結甚則積甚，結微則

素平人氣象論云：結而横，有積矣。言一[illegible]傳

[illegible]微。積氣有微甚，[illegible]脉微而應之。診不得肺脉，而右脇有積

[illegible]然。肺脉雖不見，右手當脉一作沉伏。沉伏亦積氣之[illegible]，右手繞指三部言六脈

[illegible]亦在其中，又右手氣口脈所以候裏也。其外痼疾同法耶？將異也。痼疾[illegible]，肌肉[illegible]。

[illegible]久留不去之病皆是，以其不在臟腑，故曰外。

此承上文，復問外之痼疾與內之積聚，法將同異。

然。結者，脉來去時一止，無常數。無常數，乃[illegible]脈之象。若有常數，或四十動

一止，或三十動一止，乃代脈，主死，不但有積矣。蓋結脈之[illegible]所由也。

積聚在內，脈道不通，故其現脈如此。

名曰結也。伏者，脈行筋下也。浮者，脈在肉上行也。

左右表裏，法皆如此。結為積聚，言結伏內病在裏，結浮則病在表，結在右病亦在右，結在左病亦在左。以此推之，則內外左右積聚痛疾，且結脈同，而浮伏異也。故曰法皆如此。前章舉右脇為例，故此云表裏同法。

假令脈結伏者，內無積聚；脈浮結者，外無痼疾。有積聚，脈不結伏；有痼疾，脈不浮結，為脈不應病，病不應脈，是為死病也。病脈不相應，乃真氣已漓，与脈不得宜危，故云死也。

曰：按凡病與脈不相應者，當為死證，不特積聚者然也。

徐大椿云：人病以下至末，與前又不類，疑是五十二難、十五、五十六等難錯簡。

十九難曰：經言脈有逆順，男女有恒，而反者何謂也？

至脈有逆順。據男女相比而言也。得其脈為順，不然則脈曰逆。恒，常也。謂各有一定之法也。如男脈在關上，女脈在關下。男子尺脈恒弱，女子尺脈恒盛，此男女之分也。逆順云者，男之順，女之逆也；女之順男不同也。雖然在男女則各有常矣。反，謂上下之反弱相反。如下文所云也。經文無考。

然：男子生於寅，寅為木。木者生氣之始，不能湯也。生火為氣女子生於申，申為金。金者生血之源，金能生水為血陰也。故男脈在關上，女脈在關下。是以男子尺脈恒弱，女子尺脈恒盛。

是其常也。此謂本天地初生男女之理而言，以明男女陰陽脈之所以異也。

◎紀氏夫錫曰：生物之始，其本原皆始於子。子者萬物之所以始也。自子推之，男左旋三十而至於巳，女右旋二十而至於巳，是男女嫁娶之數也。自巳而懷娠，男左旋十月而生於寅，女右旋一月而生於申也。謝氏曰：寅為木，木能生火，火生在寅，而性炎上，故男脈在關上屬陽。申為金，金生水，水生於申，而性流下，故女脈在關下屬陰也。滑伯仁曰：陽之體輕清而升，天之道也，故男脈在關上；陰之體重濁而降，地之道也。

也。故女脉在關下，此男女之常也。在關上則尺弱，在
關下則尺盛。
反者男得女脉，女得男脉也。
◎盛者反弱，弱者反盛，男女異常，是謂之反。推遠意
反也。順者從也。男子即陰陽也。男子生於寅，寅為木
而屬陽，木能生火，火為陽木之子，故曰男子。女子生
於申，申為金，而屬陰，金能生水，水為陰金之子，故曰
女子。木生火，而火性炎上，陽脉所以見於關上，金生
水，而水性流下，陰脉所以見於關下。從寅至申，其詩
者蓋水生木也。男子寸常盛，而尺常弱，從寅至子，去

秋冬。金生水也。女子尺常盛而寸常弱。夫如是，陰陽升降不失其宜，是常道也。反則男得女脈，秋冬者見於春夏。女得男脈，春夏者見於秋冬。

其為病何如。

◎問反之為病也。

然：男得女脈為不足，病在內。左得之病在左，右得之病在右，隨脈言之也。

◎男得陰脈，則陽陷於陰，陰虛為不足，內謂心腹之內。陽氣入陰，則病見於陰位也。又以脈之左得右得以驗病之在左在右也。

女得男脉為太過，病在四肢。左得之病在左，右得之病在右。隨脉言之，此之謂也。

女得陽脉，則陰越於陽，故為有餘。四肢屬手陽，陰氣徘陰，則病見於陽位也。陽道全而陰道半，惟真反常，故陽得陰脉為不足，陰得陽脉為有餘，而在內在外之病見焉。

按男得女脉為不足，春夏得秋冬脉也。春夏萬物生長，理該寸盛而尺弱，今反尺盛而寸弱，是陰乘勝，心大。陽氣不足，不能生長，病在內也。女得男脉為太餘，秋冬得春夏脉也。秋冬萬物收藏，理應尺盛而寸緩，今反寸盛而尺弱，是虛大盛而腎水衰，陽邪太過不能收藏，病在外也。讀其脈之在左右乎，而言病之在於左右側也。

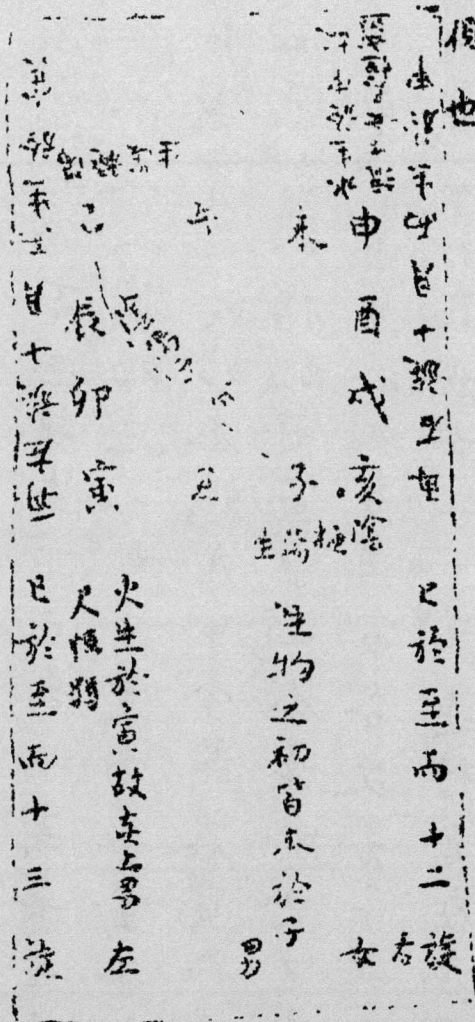

[illegible]申 酉 戌 亥（陰）

未 子（陰極生陽）

生物之初皆本於子 男

已旋至丙十二旋 右旋 女

午 巳 辰 卯 寅

火生於寅，故寅左男 尺恆弱 左

已於至丙十三旋

[illegible]氏曰：經言男子生於寅，女子生於申，謂其父[illegible]

年。會合於巳上。男左行十月至寅而生，女右行十月至申而生也。故推命家言。男一歲起丙寅，女一歲起壬申。難經不言起而言生。謂生下已為一歲矣。壬丙二干，水火也。水火為萬物之父母。寅申二支，金木也。金木為萬物成實之終始。木絕在申，金絕在寅，二氣俱絕。絕處必生，生。故相配用寅申也。金生於巳，巳與申合。故女子取申。木生於亥。亥與寅合。故男子取寅。所以男子十歲（由寅）順行在亥。女子十歲（由申）逆行亦在亥。男子十六天癸至。左行至巳。巳者申（寅）之生氣。女子十四天癸至亦行亦在巳與男子之年同在本宮生氣之。

位陰陽相配成夫婦之道。故有男女也。上古天真論曰：男子二八而天癸至，精氣溢瀉，陰陽和，故能有子。此之謂也。

婦從結胎起而論，男女各含己氣，故懷孕至十個月而生。故曰男生於寅，女生於申。

按從巳起算，男順行，女逆行，至十數，男女生於寅申，合。又從男女巳寅申順逆行十數至亥。亥與巳對衝。巳者嫁娶受胎之始也。亥者天癸水之所生也。男女均有天癸，男化精，女化血，就地之論。巳者火也。亥者水也。一水一火，既合既濟，即一陰一陽之道也。就天干論，丙者火也。壬

者水也一水一火和合榮衛即一剛一柔之道也亥

為天癸巳為受胎。故經曰巳爲父母之年會合於此

乃能受胎

又按木生於亥。亥與寅合。故男子取寅。

⊙今生於巳。巳與申合。故女子取申。

夫男由寅順行十數至亥。女由申逆行十數亦至亥。

若以十數當作十歲。即有天癸至則誤矣。蓋十歲者

天癸始有生機。尚未大發洩也。男十歲之後至十六

歲。蓋先行十數至亥。又當歷六年計十六歲而天癸

天癸生。如天一生水地女十歲之後至十四歲蓋先

成之之義

行十數至亥，而當歷四年計十四歲，而天癸亦方動。

生。如一水、二火、三木、四金之五義。夫男寅與亥合，故能精氣溢瀉。

已合，故此四歲而精氣溢寫，十六而天癸至。女子十

四而天癸至。蓋男子屬陽也，二八成十六也，二八者重陰

也。二八陽數，蓋陽中存陰也。女子陰也，二七成十四

二七為重陽也。二七奇數，蓋陰中存陽也。重陽謂陰

實之意。八為成陰之數，七為少陽之數。陽數始於一，故七為少陽。

◎按：木生火，古人云鑽燧改火，如春取榆柳之火，夏

取棗杏之火，火之類是也。

木剋土。試觀木在土中，其根深土而出，是木克土能

土篇

土生金　土金生於土

金生水　水秘五金鑛產，果的綠之諸南北東西

火生土　如物被火化，既成灰土　火生人　不宜火　火之土

土生金　金生水　水剋火　火剋金　金剋木　木剋土

土剋木

甲木　乙木　丙火　丁火　戊土　己土　庚金　辛金　壬水

癸水

子水　丑土　寅木　卯木　辰土　巳火　午火　未土　申金　酉金

戌土　亥水　子丑合　寅亥合　卯戌合　辰酉合　巳申合

午木合　子午冲　寅申冲　卯酉冲　辰戌冲　巳亥冲　丑未冲　甲己合

乙庚合　丙辛合　丁壬合　戊癸合

水土長生　木長生

申酉戌亥　男由子起順行丑寅卯等算至三

未　子　十至巳

午　丑　女由子起逆行亥　酉等算至二

紀辰卯寅　十至巳　古人云男三十而娶女二十

長生　大各生　而嫁

又男左旋由巳算至一數乃寅　順行　女右旋由巳算至　逆行

十數乃申　故由男生於寅　女生於申也

男由寅順行十數至亥　女由申逆行十數亦至亥。

亥者乃男女之天癸也
腎中一水一火平均充滿故能受胎
禮記曰男三十而娶女二十而嫁　三十奇數也二者偶數
也　十者成數也　三十者陽盛之極　二者陰盛之極
男三十女二十合成大易大衍之數　陰陽五十也
天癸者非精非血。必天一之真。　故男子亦稱天癸　非
合之人。惟以月事為天癸也
任衝者奇經之二也　任主胎胞　衝為血海　氣盛成
通。故月事下而有子。　腎氣即天癸也。平均充滿
是謂　女子天癸之數七七而止男子天癸之數　八八而止

女過七七。男過八八 天癸盡矣。五藏皆衰。筋骨故髮鬚須皆白。身體重行乎不正。而無 則老此所謂天數也。有年已老而有子者。此其天壽過度。氣脉常通。而腎氣有餘也。人能道合天地 則其材力天數自足 非常都老全形壽而生子。固有出人之表。而不可以常數限者矣。又不積精全神而能以人力勝天者。或守丹於內。或假於外法則天地。而合同於道者也。

水火氣也。男生氣氣化精 金木質也。女成質質化血

難經說

成為父母生子之年　合局於巳生天癸於亥
胎、養、生、浴、官、臨、旺、衰、敗、死、墓、絕
子、丑、寅、卯、辰、巳、午、未、申、酉、戌、亥
金生於巳　木生於亥　火生於寅　水生於申
如金生於巳　絕於寅　木生於寅絕於申
火生於寅絕於亥　水土俱生於申絕於巳
者也男女無火氣不能得胎。然須以水濟火。如天一生故
若無先天喜陰之水與火亦不能得胎故曰水火既濟
心火無腎水交濟。君火與相火皆動水體陽。也用乃陰
故水性就下。如天一生水也一乃奇數其卦為坎得乾

之二索。陽之一畫也火體陰也用乃陽故火性炎上

如地二生火也二乃耦數其卦為離得坤之二索陰

之一畫也

寅者春之首 陽也 夏為陽之陰 申者秋之首 陰也冬

為陰之陽 故夏至一陰生。水中冷 冬至一陽生。水中煖

男子十六歲天癸至。至八八六十四歲天癸終。

女子十四歲天癸至、至七七四十九歲天癸終。至則生子

終則不能生子矣

懷孕十個月說。 如月建在甲得胎。 必歷至癸月始誕

蓋由甲至癸十個月也 一者數之始 十者數之終

男子有天宦無髭須者其天癸衹及璇璣華蓋而即下散。不上承漿。故無髭須

女子亦有無天癸者。蓋天癸由經脉而化。名為暗經。非無天癸也。乃化血歸於氣也。或有至得胎產後乃有癸也。

女子七歲毁齒　男子八歲毁齒　毁齒者去舊之乳齒而換新齒。益其腎氣始足乃換堅固之齒也

然其腎精男女始交十六四歲之期方足矣至於腎精腎氣之溢滿男女須至三二十矣故禮曰三十歲曰壯四十歲曰壯

齒者屬腎。故內經曰齒者腎之餘也。內經云七損八益 七為少陽之數。八為少陰之數。七損者言陽消之漸。八益者言陰長之由。夫陰陽者生殺之本始也。生在乎陽陽不宜消也。死緩乎陰。陰不宜長也。使能知七損八益之道。而得其消長之幾。則陰陽之柄。把握在我。故二者可調 吾則不及而衰矣。夫陽長則陰消。陽退則陰進。陽來則物生。陽去則物死。所以陰邪之進退。皆由乎陽氣之盛衰耳。觀周易三百八十四爻皆卷卷於扶陽抑陰者。蓋 其自消自剝自剝 而盡生道不幾乎息矣。故年四十之後

精氣日衰陰減其半矣。起居衰矣年五十體重耳目不聰肝與血虧足年六十陰痿陽不舉陰氣內虧。故九竅不利上實下虛而涕泣俱出

人能知七損八益之道則強不知則老　七損八益　損者減也益者進也

女子五七三十五歲而起陽明脈衰　男子五八四十歲腎氣始衰

女子一七腎氣屬齒更髮長　女本陰體而得陽數者陰中有陽也人之初生定從腎始

二七而天癸至任脈過大衝脈盛月事以時下故有子

三七腎氣平均故真牙生而長極

四七筋骨堅髮長極身体盛壯　七陽明脈衰面始

焦，髮始墮。

六七三陽脉衰於上，面皆焦，髮始白。

七七任脉虛，太衝脉衰少，天癸竭，地道不通，形壞而無子也。

男子八歲，腎氣實，齒更髮長。男本陽体而得陰數，故陽中有陰也。

二八腎氣盛，天癸至，精氣溢寫，陰陽和，故能有子。

三八腎氣平均，筋骨勁强，故真牙生而長極。

四八筋骨隆盛，肌肉滿壯。

寅午戌　合化火　巳酉丑　合化金　申子辰　合化水

注[illegible]

亥卯未　合化木

覆者獨陽也。溢者獨陰也。故覆溢者死脉。伏匿者不然。蓋伏者陽盛乘陰。而陰伏於下。或陰乘陽。而陽伏於下也。匿者衰被盛逼。而匿於一隅。或陰匿於陽也。陽匿於陰中之謂也。則伏匿者脉雖不守其常。究無陰陽獨現之象。故不至為死脉。而為病脉也。

五八腎氣衰。髮墮齒槁。六八陽氣衰竭於上。面焦髮鬢頒白。七八肝氣衰。筋不能動。天癸竭。精少。腎藏衰。形體皆極。八八則齒髮墮。衰之極也。

男女真陰。皆稱天癸。天癸既充。精乃溢寫。陰陽和合。

故能生子。子者統男女而言。夫有子之道。歷代名家論無中竅得其實理者。則乾道成男。坤道成女。陽勝陰者為男。陰勝陽者為女。此為不易之至論。然陰陽有盛衰。如老陽少陰。强弱判矣。氣陽壯陰。盛衰分矣。壯而不畜。同乎弱矣。老而知養。同於少矣。期候有資陽。息之者其衰。起居有消長。得之者其氣盛。剛柔相對。氣可奪於先聲。一靜自持。機待時而後動。以寡擊衆。就謂無方。轉弱為强。果由妙用。受與不受。在洞測不在淺深。言遵疾者殊謬。男與不男。在蓄疾不在衛衰。適先後者尤甚。凡寡慾而得之。男女獨而夭。何其非乾坤之道乎。知之者鮮矣。女子一七、至四八。合男子一八至四八。共成八數。言漸壯之年。故曰八益。女子五七、至七七。合男子五八至八八。共成為七數。言漸損之年。故曰七損。

天癸論

按男子天癸。由腎間元上行至承漿元端環人中。及頤。化為精。其血化為鬚。而女子天癸由腎間流上行至紫宮華蓋。不上承漿。故無鬚。達左右腧府。散於衝脈。入於隧道。其清者化氣為精。其濁者下注血室。以為月經。又名月信。取一月一至也。又號姚期。取其[illegible]水也。夫男子屬乾。其天癸如天行健，自強不息，故曰運化。而女子則異矣。蓋女子屬坤，坤順德也。取乎靜，則萬物化醇。女陰象也。從乎陽，則萬物化生。圖書以七為少陽之數。逐滿則化。故七月生齒。七歲毀齒。二七十四。而天癸至。是為先天一點真陰之水。易所謂男女構精。一陽來復。禮所謂水泉始動者。此物此志也。積四千八百之期，合一大藏經。於以充於中而溢於外。其象上應乎月。三五而盈。三五而缺。周三十日而旋轉如環。故稱經焉。經者正也。正直無私。經常也。經事不爽。本坤之德。應月之精。以去舊生新。應時生。於不已。乃或為藥餌所傷。或為憂思所致。孰為不及期。孰為過期。在前在後。無所不至矣。夫不及期為熱。過期為寒。此其常也。亦有不及期為寒。過期為熱者。總之分於遲數虛實之脉而已矣。其為藥餌所傷者。過服寒涼。藥為淤滯。過服溫補。藥見竭盡陰也。如寺靜而惡躁。靜則培養。躁則消亡。嘗見意淫之家。未有妄服寒涼者。火勢至極。不得已而斟酌服之。奈醫者擅方。半屬溫補。不知關極氣滯。夜非虛也。而以為虛。輒予以芪术。聞坐寒生。本無寒也。而以為命門不

[illegible]以附薰至煎熬之總或血崩上動一月數行
[illegible]大熱數月一行証至不及期與過期之很閑
[illegible]其為憂思傷也心地安靜應期內至心地抑
[illegible]怒頻而來盡血營也好發而急散散則奔突聚則
[illegible]縱觀閨閣之衆來有不樂安舒者暴怒頻加不顧
然而憂悶攻之從女子多懷亦多抑鬱之思甚至擘
[illegible]弱婦經血上溢非有餘也而以為滿閉調其帶
於朝歸反目於夫婿致血橫行非不足也而以為血
[illegible]閨顧其怨由蒔蘿系蔚積之久或稍如其意行則
後期或稍拂其意行至前期詎知前期與後期之皆

十七

發於憂患。由是觀之，傷於憂思而無子者，順其心意，其神猶可挽回。傷於藥餌而無子者，調其經，轉其偏，難以救援。蓋天地之大德曰生，而鼓其生機者，和風以散之，遲日以暄之，雨露滋培，土膏潤澤，自然生意勃發。一經炎風之爍，烈日之炙，土脈焦枯，英華何由發越？天地猶是也，而生機倦矣。人得天地之生以為生，而暢其生機者，靜攝乃養，沖和不血，陰陽交錯，乃宮溫煖，自覺生育綿延。一經燥熱之侵，辛溫之耗，血元虧涸，胚胎奚自結凝？人則猶是也，而生機絕矣。設見艱於嗣息，好服溫補之藥，而醫即以溫補投其所好乃曰温補脾腎易於受胎斯人之術比比然也顧考其服餌之初亦覺與温補相宜氣體豐然而豐隆也姿態嫣然而明媚也飲食紛然而並進也嚮之用藥即此屬之階耳惟是乳積之塲不堪拳攬塊存之體要豈能占所願蘭房淑女繡閣名姝體坤之道順月之恆勿貪藥餌惟葆幽閑仁愛慈祥以副天地好生之德保衛體氣以順造物生化之機俟見螽斯衍慶麟趾呈祥則鄙人不致譏為鍼砭耳

二十難曰　經言脈有伏匿伏匿於何藏而言伏匿耶

○引經言無考　伏猶伏兵之伏隱於其中也匿藏也

此非出書叢家

伏匿謂不見於本位，反藏匿於他部而見其脈也。匿者被匿也，伏者被乘也。伏匿者覆匿之謂別。

然謂陰陽更相乘，更相伏也。

◎乘猶乘車之乘，出於其上也。更相乘者，陰勝乘陽，陽勝乘陰，陰陽互相乘也。更相伏者，陰勝陽伏，陽勝陰伏，陰陽互相伏，則零不離爲一藏也。

脈居陰部而反陽脈見者，爲陽乘陰也。

◎居猶在也，常也。陰部，尺也。陽脈，即下文浮滑而長是也。謂尺部而見陽脈，乃陽乘於陰。

脈雖時沉濇而短，此謂陽中伏陰也。

曰：陽脈之中，雖時沉濇而短，乃陽中伏陰，言陽雖浮，
陰而陰猶伏於陽内也。
脈居陽部而反陰脈見者，為陰乘陽也。
曰：陽部寸也。陰脈即上文沉濇而短者也。謂寸部而
見陰脈，乃陰乘於陽。
脈雖時浮滑而長，此謂陰中伏陽也。
曰：陰脈之中，雖時浮滑而長，乃陰中伏陽，言陰雖藏，
微而陽猶伏於陰内也。
曰：丁德用曰：此雖轉言寸為陽，尺為陰，以上下言附
肌肉之上為陽部，肌肉之下為陰部
經叢書

重陽者狂，重陰者癲。

曰：此又言陰陽之伏匿而雜言之。重陽重陰言不止伏匿，陰皆變為陽，陽皆變為陰也。狂者陽疾，癲者陰疾。邪氣既盛，至傷其神，故其為病，此之喜飛能謂而有病怨狂者，生於陽也。

脫陽者見鬼，脫陰者目盲。

曰：此又陽重陰重陽而反之。鬼為陰，陽既脫，見鬼乎陰，故見鬼。目得血而能視，陰既脫，則血不營於目，故目盲。此又重陰重陽之說也。

曰：尺寸皆陽，謂之重陽；尺寸皆陰，謂之重陰。狂者陽合以為其陰病形。尺寸皆錯甚之脈，而不分浮沉矣。陽極而無陰，陰先絕，陽不可得而獨留，陽所以脫也。無者陰之類也。陽脫則見之矣。尺寸皆陰甚之脈，而不分浮沉，是陰極而無留陽之去。陰不可得而獨留，陰所以脫也。因者陰之精也。陰脫則育之矣。滑伯仁曰：重陽者狂四句，當是五十九難結句之文，錯簡在此。以五十九難言狂癲也。

二十一難曰：經言人形病，脈不病，曰生；脈病形不病，曰死。何謂也？然：人形病脈不病，非有不病者也，謂息不應脈數也。此大法。

人以脉為主，故脉平則生，脉病則死。脉之與形，若[illegible]
符節。脉病而形亦病，乃脉失常度，及見代脉之類[illegible]
故知其死。形病脉不病，非脉不病，息數不應脉[illegible]
謂不病也。其脉實病而已矣。夫人呼吸息數不合[illegible]
如一日一夜，凡得一萬三千五百息，脉行八百一十
丈。病則息脉之數有太過不及之殊矣，故常以不病
調病人。息數不應脉數者，謂醫者以自己息數診[illegible]
人脉。每息五至，而得八百一十丈數，而病者息數[illegible]
合一萬三千五百也。醫者但知其脉數與己息[illegible]
謂之不病，而不知其息數之不合己也。

周仲立曰形體之中覺見憔悴精神昏潰食不知味而脈得四時之氣無太過不及之偏是人病脈不病也形體安和而脈息乍大乍小或至或損短長浮滑沉濇不一殘賊冲和之氣是皆脈息不與形相應者脈病人不病也仲景云人病脈不病名曰內虛以無穀氣神雖困無害脈病人不病名曰行尸以無王氣卒眩仆不識人短命則死答曰脈有不病者也言非脈之真不病也盡診病以不病調病人一呼二至一吸二至脈數之常若其人既病則呼吸不齊不能齊脈數相應或脈遲而其人之息適緩或數疾而息

之患適促醫者不能審之遂以為無病而實不無也。又或醫者之患不能自識無病者相應對證不誤，故誤以為不病亦適。經文無考。

答：按形病脈不病，乃邪之受傷猶淺，不能擾亂氣血，故生。脈病人不病，則邪氣已深伏而未發，然氣先虛，故死。何等書載此答辭甚不明顯，故謝氏曰據本經答文詞意不屬，似有脫誤者也。

六十二難曰：經言脈有是動，有所生病。一脈輒變為二病者，何也。

答：一脈者，一經之脈也。二病者，氣血之病也。脈係一經而變病有二，人之一身，血為榮，氣為衛，榮行脈中，衛行脈外，邪由外入，先氣而後血，四為氣滯血之中，陰陽氣之升降也。氣受邪必傳之於血，血之病由氣所生焉。

⑤此亦非經之全文，乃約經諺以成文者也。此段以尺寸之脈乃十二經隧之脈也，是動所生病見靈樞經脈篇，二病指經文是動以下所舉之病及所生病以下所舉之病而此二者之殊也。二病者氣血之病，一經之脈輒變有二病。

然經言是動者氣也，所生病者血也。

曰言脉之動者氣為之，所生病者血為之也。

邪在氣，氣為是動；邪在血，血為所生病。

曰此人言氣血之所以病，則皆因乎邪也。人之一身，血為營，氣為衛，營行脉中，衛行脉外，邪由外入，先氣而後血，氣受邪，必傳之於血。

氣主呴（音詡）之，血主濡之。

曰呴，煦也，謂氣煦噓往來，薰蒸於皮膚分肉也。濡濡潤也，謂血濡潤筋骨，滑利關節，榮養藏府也。洵不然濡不枯槁，得周流而不息。

氣留而不得者，為氣先病也；血壅滯而不濡者，爲血後病也。故先爲是動。後所生也。

◎氣被邪侵。血行假氣。氣留不行。血不能以自行則壅滯而不濡。亦從而病焉。故邪之中人。必先傷乎氣而氣病。及乎血而血病。所以云一脉變二病也。先後云者。以氣在外血在內。外先受邪。則內亦從而病。然邪亦有只在氣。亦有徑在血。又不可以先後拘也。

田按經脉篇。是動諸病。乃本經之病。所生之病。則以類推而旁及他經者。經文極明曉。並無氣血分屬之諸

二十三難曰。手足三陰三陽脉之度數。可以曉不

手三陽之脈。從手至頭。手三陽之脈皆從指末起而至於頭長五尺六五合三丈六五合兩手言之也手三陰之脈。從手至胸中。手三陰之脈亦從指末起而至胸中長三尺五寸。六三一丈八尺。六五三尺合二丈一尺。足三陽之脈。從足至頭。足三陽從足指起至頭長八尺。六八四丈八尺。足三陰之脈。從足至胸。足三陰從足趾足心起至胸長六尺五寸。六六三丈六尺。六五三尺。合三丈九尺。合兩足蹻脈。從足至目。長七尺五寸。二七一丈四尺。二五一尺。合一丈五尺。蹻脈為奇經樓蹻脈有陰陽之分左右共四脈不知此何所指督脈任脈亦爲奇經督脈在背任脈在腹評素骨空論各長四尺、五寸。二四八尺。二五一尺。合九尺。凡脈長十六丈二此所謂十二經脈長短之數也。以上皆係度篇原文，今無發明。按經脈之流注，則手之三陽從手走至頭，手之三陰從腹走至手，足之三陽從頭下走至足，足之三陰從足上走入腹。此舉經脈之度數。統皆自手足言，人兩足蹻脈，指陰蹻也。陰蹻脈起於跟中，出然谷之後，上內踝之上，直上循陰股，入陰，上循腹上胸裏，行缺盆，出人迎之前，入頄，內廉，屬目內眥，合太陽脈，為足少陰之別絡也。按陰蹻為少陰之別，陽蹻為太陰之別，靈樞脈度篇謂蹻脈起止，專指陰蹻言，而不及陽蹻，則其長短之數，乃陰蹻之數也。數字問：蹻脈有陰陽，何脈當其數？岐伯答曰：男子數其陽，女子數其陰。蓋陽蹻與陰蹻，雖有內外表裏之殊，其長短大約相等也。足三陽之脈，從足至頭，長八尺。書其說亦云：人身長八尺，盡以同身尺寸言之。三陰[illegible]三陰經脈，足長於手，而陰短於陽，蹻與任督而數之，共得一十六丈二尺。直行者謂之經，傍行者謂之絡。窮即終也。其注始於手太陰肺，而終於足厥陰肝，週而復始也。

經脈十二，絡脈十五。（見下二十六難）何始何窮也？然：經脈者，行血氣，通陰陽，以榮於身者也。其始從中焦，（中焦[illegible]）

脉從中注手太陰肺陽明大腸手太陰肺脈起於中焦
[illegible]旁中府穴橫出腋下循臂內出手大指少商穴[illegible]
[illegible]循[illegible]走于手陽明之大腸陽明注足陽明胃太陰
[illegible]脈[illegible]起手大指之次指商陽穴循臂外入缺
盆[illegible]上面挾鼻孔鼻旁迎香穴而交于足陽明胃脈
胃脈起于鼻頞中目下承泣穴至頰顱循喉嚨下膈
挾臍入膝臏下足跗出足大指次指厲兑穴而交于
[illegible]陰之脾脾太陰注手少陰心太陽[illegible]
[illegible]股[illegible]前入腹上膈連舌本注心中循心脈下[illegible]
[illegible]上肺出腋下循臑內[illegible]注手小指
[illegible]肉少衝穴而交于手太陽小腸太陽注足太陽膀胱

少陰交小腸之脉起于手小指少澤穴出手踝循臑外上肩上入耳中聽宮穴至目內眥而交于足太陽之膀胱膀胱之脉起于目內眥睛明穴從頭下項脊循背膂下腰後至足小指外側至陰穴而交于足少陰之腎經少陰注手心主心包少陽三焦腎脉起于足小指循足心湧泉穴上膕股貫脊上貫肝膈入肺挾舌本注胸中胸前俞府穴而交于手厥陰之心包包之脉起于胸中出乳後天池穴循胸出臂行抵腋下下循臑內之天泉穴以介手太陰少陰之間入肘中曲澤穴循臂入腕過掌中注手中指中衝穴循小指

之络而交于手少阳之三焦。少阳经是少阳经起穴，经为三焦，起于手小指之次指即无名指关冲穴，循手臂出臂外，贯肘上肩，入耳中，出耳前后，上眉尾丝竹空穴至目锐眦，而交于足少阳之胆脉。胆脉起于目锐眦瞳子髎穴，循耳后至肩，合缺盆下腋中，过季胁出膝，循足跗下足四指窍阴穴，出足大指而交于足厥阴之肝经脉，阴经达注于太阴肺（肝脉起于足大指丛毛之际大敦穴，从胸腹而上，过阴器，抵小腹，上入乳下期门穴，而交于手太阴之肺脉）。是为十二经脉之一周，乃复而周而复始，各有所属而为纲纪。虽无集处，运……也

之部位

按靈樞營氣篇論營氣行之序如此。然止論營氣之所脈也。經文更為詳備，於此略舉之，以為脈之終始。蓋以營行脈中，營氣之行，亦猶經之行也。義亦通。別絡十五，皆因其氣血環轉相灌溉，朝於寸口人迎，以處百病而決死生也。

回，周遶也。原，始也。脈所注者為本。靈九針十二原篇云：原者，五藏之氣所以稟三百六十五節氣味也。謂五藏之氣皆會於此，而別絡之氣亦因手經也。朝，猶朝聚朝會之朝。寸口，見第一難。人迎即左手之寸口脈也。謂含[illegible]復稟氣以出也。以用此法爲準[illegible]也。即第一難獨取寸口，以決死生之義。經脈十二，兩篇因上文經脈之尺度，而推言經絡之行度也。直行曰經，旁出曰絡。十二經有十二絡，兼陰絡陽絡脾之絡也。謝氏曰：始從中焦者，蓋謂飲食入口，藏於胃，其精微之化，注於手太陰陽明，以次相傳至足厥陰，厥陰復還注手太陰也。絡脈十五，蓋隨十二經脈之所始，轉相灌溉，如環之無端，朝於寸口人迎，用以處百病，以決死生也。寸口人迎，古法以俠喉兩旁動脈爲人迎，至晉王叔和直以左手關前一分為人迎。右手關前一分為氣口。後世宗之。愚謂人所以取人迎氣口者。蓋人迎為之陽明胃經。受穀味而養五藏者也。氣口為手太陰肺經。朝百脈而平權衡者也。

經云明知終始。陰陽定矣。何謂也。見（靈）終始篇然終始者脈之紀也。終始篇云終始者經脈為紀寸口人迎。陰陽之氣。通於朝使（朝謂氣血如水之潮應時而灌溉。使謂陰陽相為用也）寸口為陰人迎為陽。如環無端。故曰始也。始如物之始生終者三陽三陰之脈絕。絕則死。死者有[illegible]形見下篇。後曰終也。終如[illegible]

謝氏曰靈樞九篇曰不病者脉口人迎應四時也氣者脉口人迎俱出而不俱尺寸也此一節因上文寸口人迎處有病決死生而推言之謂欲曉知終始於陰陽為能定之義以陽經取決於人迎陰經取決於氣口也欲知生死脉以候之陰陽之氣通於朝使如環無端則不病一或不相朝使則病矣況三陰三陽之脉絕乎絕必死矣其死之形狀詳於下篇尤宜參看

四按靈樞終始篇云凡刺之道畢於終始明知終始五藏為紀陰陽定矣下文云陽受氣於四末陰受氣於

五藏。故瀉者迎之，補者隨之。此經始指十二經之所起止，以迎隨之。而補瀉焉。非[illegible]始脈[illegible]終也。其終始篇篇末，亦載十二經脈絕病形，與《素問·診要經終論》同。此又一義。並非終始之終也。蓋可因論本有十二經經絡病形，遂誤以終始之經為即此經耶。何其弗深思也。

〇按此或人迎非指兩經所言結喉旁之人迎脈也。第一難單舉寸口，則兩手脈俱在其中。此節舉兼人迎，則右為寸口，左為人迎。正脈經脈訣之所本也。

二十四難，手足三陰三陽氣已絕，何以為候候以候之絕也可知其吉凶不言者，腎也。腎者，其華在髮，其充在骨，少陰屬腎，其脉絶則不能榮髮充骨，髮者不粘合也。齒者，骨之餘也。腎屬水，戊己土日，土勝水，故篤於戊，而死於己也。

然：足少陰氣絶則骨枯（以下皆言其候也）。六節藏象論云：腎其充在骨。少陰者，冬脉也，伏行而溫於骨髓。其氣斂藏於内，故骨髓不溫，即肉不著骨，骨肉不相親，即肉濡而卻。卻，退也，縮也。肉濡而卻，故齒長而枯，髮無潤作齒，肉卻則齗上縮，故齒長枯不澤也。齒者骨之餘，故以此驗之。

髮無潤澤（六節藏象論云：腎其華在髮。無潤澤[illegible]
者，先死。戊日篤，己日死（腎屬水，戊己土也，土勝水故
其所勝之日篤而死矣）

◎《靈樞·經脈篇》與此章全文所異不過數字，而經文
此句之下，有土勝水也四字，尤明。

足太陰氣絕則脈不榮其口唇（口唇，經作肌肉。口唇者，肌肉
之本也。六節藏象論云：脾其華在唇四白，其充在肌）。
脈不榮則肌肉不滑澤，肌肉不滑澤則肉滿（脾絕則
肉滿而浮腫膹脹），肉滿則唇反（肉腫則唇亦腫而反
出於外也。經脈篇：脈不榮則肌肉軟，肌肉軟則舌

瘥人中满人中满则唇反极为明白此言实则难[illegible]

矣唇反则肉先死甲日笃乙日死（经文有未晰[illegible]）

[illegible]甲为阳干[illegible]

日笃亦以阳木克土又能无笃之[illegible]

阴又为甚对其死必是下文倣此

足厥阴气绝（阴脉一作筋缩引卵与舌卷[illegible]）

篇云厥阴之脉络阴器之云[illegible]

内云六节藏象论云肝其华在爪其充在筋

厥阴者肝脉也 肝者筋之合也 而筋聚于[illegible]

于舌本（素问诊候论前厥者宗筋之所聚[illegible]）

則筋縮急，筋縮急即引卵與舌。故舌卷卵縮，則筋先死。庚日篤，辛日死。經文有金勝木也四字，王充論衡云：甲乙病者，生死之期也。當之庚是。

手太陰氣絕，一作則皮毛焦。[illegible]氣藏藏云[illegible]在皮。

曰：太陰者肺也，行氣溫於皮毛者也。氣弗營則皮[illegible]焦。皮毛焦則津液去，津液去則皮節傷，皮節傷則[illegible]枯毛折。皮枯之皮敗也[illegible]營毛折者則毛先死。丙日篤，丁日死。經文有火勝金也四字[illegible]

則備。

手少陰氣絕，則脈不通；脈不通，則血不流。六節藏象論：心其華在面，其充在血脈。血不流則色澤去（以其在脈也，其榮色也）。故面色黑如黧，此血先死。壬日篤，癸日死。（經文有水勝火也。四字）

手足三陰氣俱絕，則目眩轉、目瞑。（靈樞大惑論云：五藏六府之精皆上注於目而為之精。前二十難所謂脫陰者目盲，亦此義也。眼經作系，接三陰經作五陰，蓋脫陰與心同候也。故驚衣求急手厥陰之候）

目瞑者為失志。（靈樞大惑論云：目者五藏六府之精也，營衛魂魄之所常營也，神氣之所生也。故神勞則魂色散志意亂，失志者則志先死，死則目瞑也（經文作系絕，系則絕，一日半死矣）。手足六陽氣俱絕，則陰與陽相離，離則腠理泄，絕汗乃出，大如貫珠，轉出不流。此二句明絕汗之狀，經文之所無也。靈終始篇太陽絕者，絕皮乃絕汗，絕汗則終矣，即氣先死，陽氣盡也。於旦占夕死，夕占旦死。以明陳氏曰：六府陽氣俱絕，則氣敗於外，故津液然而死。按靈經脈篇無三陽分候之法，止有總論六陽氣絕一段。若終始篇及素問要經終論俱有三陽總候法。今觀以三陰三陽為問，則當引經文以證明之。

尤為詳備。

【註】又按此篇直是靈樞經脈篇原文，大同小異，所易不過數字，並無發明。

【註】足太陰脾經也。脾屬土，其華在脣，其充在肌，其竅在口。脾和則肌肉潤澤，脾脈不榮則肉無所養而肉滿脣反見焉。甲乙木日也。木勝土，故甲篤而乙死也。

【註】足厥陰肝經也。肝屬木，其華在爪，其充在筋，肝和則筋柔舌緩。肝脈不榮則筋無所養而急縮見焉。庚辛金日也。金勝木，而木不勝金，故庚篤而辛死也。

【註】手太陰肺經也。肺屬金，其華在毛，其充在皮，肺氣

和則皮潤而毛盛，津液者賴肺氣運用，而滋皮節毛髮也。肺金弗榮，則皮毛無所養矣。丙丁火日也，火勝絕而金不能勝火，故篤於丙而死於丁也。

曰手少陰心經也。心屬火，其華在面，其充在血。心氣和則華見而血充，絕則血無所養，而面黑如黧矣。壬癸水日也。水勝火而火不能勝水，故篤於壬而死於癸也。

曰三陰者，手足三陰也。目眩者，眩亂而見之不真也。絕則瞳人反背，或朝上，或左右側也。瞑則無所見矣。志者，意志也。志死則無喜怒憂思恐，故死即目瞑焉。

三陽（手足三陽也）　陰陽相離（謂不相維持也）　三陽者手足三陽也

陽氣衛外，則腠理密；陽絕則腠理不固，陰不可得消

留；營氣從腠理而外泄，人雖未死，氣已絕矣，人以鬼

為鬼。氣死人即死，其占故在旦夕之間也。

六陽即三陽也，分之為手足各三陽，合之即三陽也。

二十五難曰：有十二經，五藏六府十一耳，其一經者

何等經也？

◎（靈）九鍼論：五藏心藏神，肺藏魄，肝藏魂，脾藏意，腎

藏精與志也。六府小腸、大腸、胃、膽、膀胱、三焦，三者以

水穀，如府庫之司出入，故曰府也。

然一經者，手少陰與心主別脉也。心主與三焦為表裏，俱有名而無形，故言經有十二也。

◎靈九鍼論：足陽明太陰為表裏，少陽厥陰為表裏，太陽少陰為表裏，手陽明太陰為表裏，少陽心主為表裏，太陽少陰為表裏。別脉謂心主，本心之宮城，宜與心為表裏，乃反別與三焦為表裏，別為一經，故成十二經也。三焦，上焦中焦下焦也。焦古本為膲，焦，大也。以月以焦，象細網之通行水道，泌別清濁，藉大氣以通調蒸化，故名曰焦。言三焦為無形，已屬未當，言手心主為無形，尤所無定說。心主者，即心之包絡，有黄脂膜，以衛心者也。以心主之脂膜與三焦油[illegible]表裏，以類相從，安得無形？真所以不得謂之臟者，蓋心主代心行事，無所藏，故不以藏名也。三焦諱又詳三十八難。

◎手少陰真心經也。心主心包絡經也。心主乃真心之之别脉，不與真心同經。真心為君火，心主為相火。三焦為氣之父，心包為血之母，合為表裏，二者俱有其名，而無其實。五臟六腑更加厥陰心包一經，共十二經也。

謝氏曰：難經言手厥陰心主與三焦者，凡八篇，三十一難分豁三焦經脉。所始所終。三十六難言腎之有兩。左曰腎。右曰命門。初不以左右腎分兩手足脉。三十八難言三焦者原氣之別。主持諸氣。復申言其有名無形。三十九難言命門者精神之所舍。男子藏精女子係胞。其氣與腎通。又云所謂六府止有五府。三焦亦是一府。八難六十二六十六三篇。言腎間動氣者。人之生命。十二經之根本也。其名曰原。三焦則原氣之別使也。通此篇參互觀之。可見三焦列為六府之義。惟其有名無形。故得與手心主合。心主為手厥陰。其經始於起胸中。終於循小指次指出其端。繫手少陰則始於心中。終於循小指之內。出其端。此手少陰與心主。各別為一脈也。

⊙或問手厥陰經。曰心主。又曰心包絡。何也。曰君火以名。相火以位。手厥陰代君火行事。以用而言。故曰手心主。以經而言。則曰心包絡。一經而二名。實相火也。

⊙虞庶曰。諸家言命門為相火。與三焦相表裏。按難經止言手心主與三焦為表裏。無命門三焦表裏之說。夫左寸火。右寸金。右關土。左關木。左尺水。右尺火。識之部位。其義均然。於乎如虞氏此說。則手心主與三焦為表裏。而循行君火明矣。三十六難謂命門其氣與腎通。則亦不離手腎也。其習坎之謂歟。手心主為火之閏位。命門則水之間氣歟。命門不得為相火。三焦不與命門配。亦明矣。虞氏之說。良有旨哉。諸家所以紛紛不決者。蓋有惑於金匱真言論篇王冰注引正理論。謂三焦者有名無形。上合手心主。下合右腎。遂有命門三焦表裏之說。夫人之藏府。一陰一陽自有定偶。豈有一經兩配之理哉。夫所謂上合手心主者。正言其為表裏。下合右腎者。則以三焦為原氣之別使而言之爾。知此則知命門與腎通。三焦無兩配高諸家之言，可不辨而自明矣。若夫診脈部位，則手厥陰相火居右尺之分，而三焦同之，命門既與腎通，只當從左尺，而謝氏據脈經謂手厥陰部、手少陰心脈同部。三焦脈上見寸口，下見於關下，焦與腎同也。前既云，初不以左右腎分兩手尺脈矣。今如脈經所云，則右尺當何所候耶？

二十六難曰：經有十二，絡有十五，餘三絡，是何絡也？

直行者謂之經，傍支者謂之絡。陽蹻通五腑，主持諸表；陰蹻通貫五臟，主持諸裏；脾絡則臟腑陰陽表裏上下諸經通貫，故名大絡也。一經有一絡，十二經已得十二絡。今兼此三絡，共十五絡焉。

①〈靈〉九針十二原篇云：經脈十二，絡脈十五，凡二十七氣以上下。直行曰經，傍出曰絡。經猶江漢之正流，絡則沱潛之支派。每經各有絡。十二經有十二絡，如手太陰屬肺絡大腸，手陽明屬大腸絡肺之類。然有陽絡，有陰絡，有脾之大絡。

②今云絡有十五者，以其有陽蹻之絡、陰蹻之絡及脾之大絡也。〈靈〉經脈篇：[illegible]脈之大絡，名曰大包，出淵液下三寸，布胸脇。其動應衣，宗氣也。淵液，足少陽經穴。

[illegible]之，是太陰穴，[illegible]之[illegible]氣舍。

陽絡者陽蹻之絡也，陰絡者陰蹻之絡也。故絡有十五焉。

㊀蹻脈詳二十三難。二十八難。謂之絡者，蓋奇經既不拘於十二經，直謂之絡亦可也。四明陳氏曰：陽蹻之絡，統諸陽絡；陰蹻之絡，統諸陰絡；脾之大絡，又總統陰陽諸絡，由脾之能溉養五藏也。

按十五絡，靈經脈篇明指十二經之別，具任督之別及脾之大絡，共十五絡，皆有穴名及病形治法。此以二蹻當之，未知何據。

附內經十六絡表。

經名	絡名	部位
手太陰肺絡	列缺	腕後側一寸五分，別走陽明。
手陽明大腸絡	偏歷	手腕後三寸，別走太陰。
足陽明胃絡	豐隆	外踝上八寸，別走太陰。
胃之大絡	虛里	左乳之下。
足太陰脾絡	公孫	足大指內側本節後一寸，別走陽明。
脾之大絡	大包	腋下六寸。
手少陰心絡	通里	腕後側一寸，別走手太陽
手太陽小腸絡	支正	腕後外廉五寸，別走足少陰
足太陽膀胱絡	飛陽	外踝上七寸，別走足少陰。

足少陰腎絡　大鐘　足內踝後跟中別走足太陽

手厥陰心包絡　內關　掌後去腕二寸兩筋間別走手少陽

手少陽三焦絡　外關　腕後二寸與內關相對別走手心主

足少陽胆絡　光明　外踝上五寸別走足厥陰

足厥陰肝絡　蠡溝　足內踝上五寸別走少陽

任脈絡　屏翳　一名會陰　在大便前小便後　挾督脈衝脈之會

督脈絡　長強　脊尾骶骨端。別走任脈足少陰所結

諸經之絡唯一，而脾胃之絡各二，何也？蓋以脾胃為藏府之本，十二經皆以受氣也。

二十七難曰：脈有奇經八脈者，不拘於十二經，何謂

也。奇讀如奇偶之奇。謂無手足配偶如十二經也。詳下篇。虞氏曰奇者奇零之奇。不偶之義。謂此八脉不係正經陰陽無表裏配合。別道奇行。故曰奇經也。又說。奇讀其音。滑伯仁曰。脉有奇常。十二經者常脉也。奇經八脉。則不拘於十二經。故曰奇經。奇對正而言。猶兵家之言奇正也。

然有陽維。有陰維。有陽蹻。有陰蹻。有衝。有督。有任。有帶之脉。凡此八脉者。皆不拘於經。故曰奇經八脉也。

◎奇經者無表裏配合之經也。維維持也。蹻蹻捷也。疾衝真通也。督都也。爲陽脉之都綱。任妊也。爲生養之本。

帶束也。總束諸脈，使得調和。凡此八脈，不受十二經之拘制，故曰奇經八脈也。督脈督於後，任脈任於前，衝脈為諸陽之海，陰陽維則維絡於身，帶脈束之如帶。陽蹻得之太陽之別，陰蹻本諸少陰之別云。詳見下篇。

經有十二，絡有十五，凡二十七氣相隨上下，何獨不拘於經也。然。聖人圖設溝渠，通利水道，以備不然。天雨降下，溝渠溢滿，當此之時，霶霈妄行，聖人不能復圖也。此絡脈滿溢，諸經不能復拘也。

二十七氣，總十二經十五絡也。經絡相依，流行上下。

八脈何獨不拘制於十二經中正猶聖人於經水之外。圖設溝渠。以通利諸水之道路。備防不測。天雨降下。溝渠盡皆滿溢。斯時也。霶霈不由水道。聖人不能復圖而制其妄行。此其所以絡脈充滿。盈溢霶霈妄行。如巨川之水。奔如走焉。至綦至遠。而諸經不能拘制。聽其別道而行也。此絡脈字。正指八脈而言也。滑壽曰。經絡之行。有常度矣。奇經八脈。則不能相從也。故以聖人圖設溝渠為譬。以見絡脈滿溢。諸經不能復拘而為此奇經也。然則奇經蓋絡脈之滿溢而為之者歟。或曰。此絡脈三字。越人正指奇經而言之也。既不拘於經。直謂之絡脈亦可也。此前兩節舉八脈之名。及所以爲奇經之義。

二十八難曰。其奇經八脈者。既不拘於十二經。皆何起何繼也。經續也。脈經作繫。

然。督脈者。起於下極之俞。（俞即穴也。下極即長强穴屬督脈在脊骶骨端）並於脊裏。（背脊中爲脊裏）上至風府。（風府屬督脈在項上入髮際一寸大筋內宛中）入屬於腦。

◎督脈爲奇經之一脈也。詳解二十七難。下極長强穴也。在脊骶。風府穴在腦後髮上三寸。蓋督脈能統行諸脈，復能收拾諸脈，而為陽脈之都綱也。

督為言都也，為陽脈之海，所以都綱手陽脈也。其脈起下極之俞，由會陰歷長強，循脊中行至大椎穴，與手足三陽脈之交會，上至瘖門，與陽維會，至百會，與太陽交會，下至鼻柱人中，與陽明交會。

靈經脈篇：督脈之別，名曰長強，挾膂上項，散頭上，下當肩胛左右，別走太陽，入貫膂。實則脊強，虛則頭重。

素骨空論：督脈者，起於少腹以下骨中央，女子入繫廷孔。其孔，溺孔之端也。其絡循陰器，合篡間，別繞臀，至少陰與巨陽中絡者，合少陰，上股內後廉，貫脊屬背與太陽起於目內眥，上額交巔上，入絡腦，還出別下項，循肩髆內，挾脊抵腰中，入循膂絡腎。其男子循莖下至篡，與女子等。其少腹直上者，貫臍中央，上貫心入喉，上頤環唇，上繫兩目之下中央。此生病，從少腹上衝心而痛，不得前後，為衝疝。其女子不孕，癃痔遺溺嗌乾。

任脈者，起於中極之下，中極穴屬任脈，在臍下四寸。中極之下者，指會陰穴也。以上至毛際（前陰之上），循腹裏，（即中極穴）上關元（關元穴在臍下三寸），至咽喉，上頤循面，入目絡舌。此奇經二脈也。臍下三寸曰關元，四寸曰中極，毛際陰毛之際也。任脈也。為生養之本。又主內心痛。又主脈起於中極之下曲骨穴。（靈）經脈篇。任脈之別。名曰尾翳。下鳩尾。散於腹。實則腹皮痛。虛則癢搔。衝脈者。起於氣衝。足陽明經穴在毛際兩旁並足陽明之經。（素）痿論云。衝脈者。經脈之海。並滲灌谿谷。與陽明合於宗筋。陰陽經宗筋之會。會於氣衝。而陽明為長。皆屬於帶脈。而絡於督脈。俠一作夾臍上行。至胸中而散。

③此奇經三脈也。以上三脈。皆始於氣衝。一原而分三歧。督脈則行於背而應手陽。任脈則行於腹而應手陰。衝則直衝於上。為十二經之海。總領諸經者也。

曰衝脈起於氣衝穴至胸中而散為陰脈之海內經作並足少陰之經挾衝脈行乎幽門通谷而上皆少陰也當從內經此督任衝三脈皆起於會陰蓋一源而分三歧也挾氣衝骨空論作並少陰之經（靈）順逆肥瘦論云衝脈者五藏六府之海也五藏六府皆稟焉其上者出於頏顙滲諸陽灌諸精其下者注少陰之大絡出於氣衝雖陽明與少陰經文互異然兩經不甚相遠皆衝脈所過義無害也又（靈）五音五味篇衝脈任脈皆起於胞中上循背裏為經絡之海也

曰帶脈者起於季脇（季脇為足厥陰章門穴之分）回

身一周。謂周身圍轉，如人束帶之狀，以束諸脈也。此奇經四脈也。季脅章門穴在足也，是帶脈之所起迴繞也。繞身一周，猶如束帶。《靈》經別篇：足少陰之正，在膕中，別走太陽而合，上至腎，當十四椎，出屬帶脈。又按帶脈在季脅下穴一寸八分，回身一周，猶束帶然，屬足少陽膽經。

陽蹻脈者，起於跟中，循外踝上行。外踝申脈穴大骨下入風池。風池在耳後寸穴屬膽經。蹻捷也。以二脈皆起於足，故取蹻捷趨越之義。此奇經五脈也。按《素》繆刺論：邪客於足陽蹻之脈，令人目痛，從內眥若刺外踝之下半寸所，即此申脉穴也。陰蹻脉者，亦起於跟中，循内踝上行，（内踝骨照海穴）下至咽喉，交貫衝脉。（衝脉亦至咽喉也）此奇經六脉也。陰蹻自足跟而起，循足之内踝照海穴而上，至於咽喉，與衝脉交接而貫通也。

葉廣庵云：蹻脉者，少陰之別，起於然骨之後，上内踝之上，直上循陰股入陰，上循胸裏，入缺盆，上出人迎之前，入頄，屬目内眥，合於太陽陽蹻而上行，氣并相還則爲濡目，氣不榮則目不合。又云：蹻脉有陰陽，何脉當其數？岐伯曰：男子數其陽，女子數其陰，當數

難經講義

一百二十四

數者為經，其不當數者為絡也。
陽維陰維者，維絡於身，溢畜不能環流灌溉諸經者
也。溢畜二句未詳，滑氏本義謂當在十二經亦不能
拘之之下。錯維絡於身之下。此有缺文，後人誤以此
二句移入此處，故難通也。
後陽維起於諸陽會也，陰維起於諸陰交也。維二維主脈綱
論明文其數係氣不可考
陰陽維陰維，遂上云脈奇經凡八脈也。維持也，維持
維絡于身，二脈盈溢積畜，不能循環周流灌溉六十
正經中，故陽維起於諸陽所會之地，陰維起于諸陰。

諸陰所交之處也。

滑伯仁曰：陽維陰維，維絡於身。為陰陽之綱維也。陽維所發，別於金門。以陽交為郄。與手足太陽及蹻脉會於臑俞，與手足少陽會於天髎，及會肩井，與足少陽會於陽白，上本神、臨泣、正營、腦空。下至風池，與督脉會於風府、瘂門。此陽維之脉起於諸陽之會也。陰維之郄曰築賓。與足太陰會於腹哀、大橫，又與足太陰厥陰會於府舍、期門。又與任脉會於天突、廉泉。此陰維起於諸陰交也。

比於聖人。圖設溝渠。溝渠滿溢。流於深湖。故聖人不能拘通也。而人脈隆盛，入於八脈而不還周（不還周言不復周）歸於十二經也。故十二經亦不能拘之。（此段明上章之義）其受邪氣畜則腫熱（言邪氣入於其中則鬱滯不然而為腫熱）砭射之也。（此言治之之法）

（蓋奇經之脈不能還周，故邪氣無從而出，惟用砭石以射之，則邪氣因血而泄，病乃已也。其受邪氣畜云十二字，謝堅白則以為於本文上下當有缺文。然脈經無此，疑衍文也。或云當在三十七難關格不得盡其命而死矣之下，因邪在六府而言也）

此於皆取譬之辭也。聖人設溝渠以通水道，溝渠滿溢，從而流於深湖。深湖者，卑下積水之所也。故聖人不能拘制於溝渠而流通也。人身氣脈隆盛，奇經八脉，別道而行，故十二經亦不能拘制。行則蓄積而不能還周，變成腫熱，是知經脉，止則即當以砭石而射之也。

二十九難曰：奇經之為病何如？然：陽維維於陽，（……）表也；陰維維於陰，（陰維陰經，身之裏也。）陰陽不能自相維，則悵（然）失志，溶溶不能自收持。

◎此言奇經之病也。陽維之脉，維持諸陽；陰維之脉，維持諸陰。苟或陽維不能維持諸陽，陰維不能維持諸陰，陰陽不能維於一身，則神思不爽，悵然失志也。

難經講義　一百十二

身體懈怠，不便收持也。溶溶，緩慢無力而浮蕩之貌，即懈怠也。滑伯仁曰：陰不能維於陰，則悵然失志；陽不能維於陽，則溶溶不能自收持。此以兩病分屬於陰陽也。存參。

陽維為病，苦寒熱。陽主外，陽維行諸陽而主衛，衛主氣而居表，陽氣不和，故生寒熱而為苦也。

陰維為病，苦心痛。陰主內，陰維行諸陰而主營，營為血，血屬裏，心為少陰，主血，陰氣不和，故苦心痛。

〇按《素問》刺腰痛論：陽維之脈，令人腰痛，痛上怫然腫。刺陽維之脈，脈與太陽合腨下間，去地一尺所。

陽之脈令人腰痛，痛上怫怫然，甚則悲以恐，刺飛陽之脈，在內踝上五寸，少陰之前，與陰維之會。又按陽維為病苦寒熱，陰維為病苦心痛。諸本當在變溶溶者生於中下，諸經孫難經說修實，溶溶不能自收持，文理順從，心有所致而然，今從之。

陰蹻為病，陽緩而陰急。言陽脈弛緩，而陰脈結急也。諸陰脈聚散入於陰蹻，陰蹻受邪，病在陰分，而不在陽也。故陽緩而陰急。緩急即虛實之義也。陰蹻循內踝而上行，病則內踝上急，而外踝上緩。潔古云：病則熱，其治可灸照海穴。

陽蹻為病陰緩而陽急　言陰脉弛緩而陽脉結急也蓋蹻者蹻捷之義故其受病則脉絞急也諸陽脉盛散入於陽蹻陽蹻受邪病在陽分而不在陰也故陰緩而陽急陽蹻循外踝而上行病則外踝上急而內踝上緩澀者寒陽病則寒其治刺風池陽回表在表宜汗陰回裏在裏宜下按兩蹻脉病在陽則陽結急病在陰則陰結急受病者急不病者自和緩也按素問繆刺論曰刺外踝之下半寸所靈熱病篇曰目中赤痛從內眥始取之陰蹻又寒熱病篇曰足太陽有通項入於腦者正屬目本名曰眼系頭目痛取

之谷項中兩筋間入腦乃別陰蹻陽蹻陰陽相交陽入陰。陰出陽交於目銳眥陽氣盛則瞋目陰氣盛則瞑目以上諸證。皆蹻脈所過之地也觀前篇論蹻脈起止之法自明

衝之為病氣逆而裏急。衝脈者起於氣衝（穴名）脈循足少陰而行。與足陽明胃經相並。夾臍上行。至於胸中而散。腎氣不足。傷於衝脈。逆氣上行。裏急腹脹痛。故其為病。氣逆而裏急。與任脈皆起於胞中上循脊裏。為經絡之海。其浮於外者。循腹上行。會於咽喉。別而絡唇口。

按《素問》舉痛論曰、寒氣客於衝脈。衝脈起於關元，隨腹直上。寒氣不則脈不通。脈不通則氣因之。故喘動應手。即此意也。

督之為病，脊強而厥。脊乃督脈所過之處，督脈行背，故脊強而厥。厥亦逆也。督脈受邪而為病，可灸身極一穴。

任之為病，其内苦結。男子為七疝。女子為瘕聚。

◎結，鬱結凝滯也。任脈起胞門，行腹。故為病苦内結。任脈起於中極下。以上毛際。循腹裏上關元，至於喉咽。疾則男子為病，腹裏若結不通。男子為病七疝者七疝為一厥二盤三寒四癥五　六脈之氣或寒水筋血氣狐癩氣也。瘕者假物成形。聚者凝聚不散也。蓋男陽屬氣。女陰屬血。故病亦殊也。女子為病作瘕聚多因停血所致。瘕名有八。蛇瘕脂瘕青瘕黃瘕燥瘕血瘕狐瘕鱉瘕也。聚則現而無常處也。（素問）骨空論任脈為病。男子內結七疝。女子帶下瘕聚。衝脈為病。氣逆裏急。督脈為病。脊強而厥。與此正同。

帶之為病。腹滿腰溶溶若坐水中

◎帶脈起於季脇。廻身一周。病則背腹脹滿。溶溶如坐水中。腰間寬慢不收。無力而畏寒也。帶脈二穴。主治腰腹之病。張潔古云。帶脈者太陰所主。何以知之。仲景曰大病瘥後腰以下有腫氣者。牡蠣澤瀉湯主之。若不已。灸章門二穴即效。腫氣傷寒論作水氣。此奇經八脈之為病也。

◎此各以經脈所過而言之。統結上文之意。自二十七難至此。義實相因。最宜通玩。

◎按此章以上。皆論脈法起止及診候之要。

三十難曰。榮氣之行。常與衛氣相隨不。

相隨言相合而並行也。

然。經言人受氣於穀。穀入於胃。乃傳於五藏六府。

藏六府。皆受於穀氣，其清者為榮，濁者為衛。榮行脈中，衛行脈外。

榮主血，故在脈之中；衛主氣，故在脈之外。素問·痺論云：榮者，水穀之精氣也，和調於五藏，灑陳於六府，乃能入於脈也。衛者，水穀之悍氣也，其氣慓疾滑利，不能入於脈中也。

榮周不息，五十而復大會，陰陽相貫，如環之無端，故知榮衛相隨也。

◎經中謂五藏也。詳見第十一難中。榮，華也。衛，護也。人無根本，飲食為命，故人受氣於穀。穀入於胃，遊溢精氣上輸於脾，脾氣散精於五藏六腑，皆胃中之穀氣。其氣之清者，午後一陰生而為營；其氣之濁者，午後一陽生而為衛。其氣之清者，營屬陰而主內，入於經則行於脈中；衛屬陽而主外，入於經則行於脈外。二者營周不休，五十度周於身，明日寅時復大會於手太陰，陰陽更相貫串於十二經，如環之運轉為無端。故知營衛相隨而流行也。

◎按此段即《靈樞·營衛生會篇》中語。經文穀入於胃下有以傳於肺四字，下文曰五藏六府皆以受氣，義尤明白。今刪去四字，則胃何以便入於五藏六府也？

氣關係最大，其可少此一語？注亦襲府傳遞之誤

也。四明陳氏曰：營，陰也，其行本遲；衛，陽也，其行亦

速。然而清者滑利，濁者慓悍，皆非濡滯之體，故凡衛

行於外，營即從行於中，是知其行常得相隨，共周其

實集南丰氏曰：清者體之上也，陽也，火也，離中之一

陰降三，故午後一陰生，即心之生血也。故曰清氣為

營。天之清不降，地之濁能降為。云清氣者，總離之體言之。陰雖而使之下也。

濁者體之下也，陰也，水也，坎中之一陽升三，故子後

一陽生，即腎之生氣也。故曰濁氣為衛。經云：地氣上

為雲，天氣下為雨，雨出地氣，雲出天氣，此之謂也。

[illegible]

[illegible]以所而言，所清氣為營者，濁中之清者也；然氣為衛者，清中之濁者也。以體而言，則清之用不離乎濁之體，濁之用不離乎清之體，故謂清氣為營，濁氣為衛亦可也；謂營濁衛清亦可也。紀天錫云：素問云：營者水穀之精氣，則清；衛者水穀之悍氣，則濁。精氣入於脈中則濁，悍氣行於脈外則清。或問：三十二難云：血為營，氣為衛，此則營衛皆以氣言者何也？經云：營者水穀之精氣，衛者水穀之悍氣。又云：清氣為營，濁氣為衛。蓋統而言之，則營衛皆水穀之氣所為，故悉以氣言可也；析而言之，則營為血，衛為氣。

劃自有分矣是故營行脉中衛行脉外猶水澤之於
川瀆風雲之於太虛也
三十一難曰三焦者何稟何生何始何終其治當在
何許可以曉不音否
包稟氣也始終言其經之起止也治猶辭治之治去
所居之地也
氣三焦者水穀之道路氣之所終始也
氣總經三焦之義言其所稟賦所生發在水穀而其
經所始起所終止乃氣也蓋人身之府藏有形有狀
有稟有生如肝稟氣於木生於水心稟氣於火生於

本之數，莫不皆然。惟三焦雖云無形狀，而藏攝其形狀，則為油網，而所稟所生，雖元氣與胃氣而已，而三焦主氣化，通調水道，故云本藏之道路，氣之所終始也。

稟，稟賦也。生，發也。始，起也。終，止也。三焦者，稟腎間動氣以資始，藉胃中穀氣以資生，為決瀆之官，水道出焉。水穀自上焦而入，自下焦而出，膻中為氣海，八氣海在臍下一寸，故數如氣之所終始也。

上焦者，在心下，下膈，在胃上口，主內而不出。

◎膈膜也。心下有膈膜，遮蔽濁氣，謂之膈，行謂紋水穀也。

其治在膻中，玉堂下一寸六分，直兩乳間陷者是。

◎膻中穴，屬任脈，下句是指膻中之所在，言在玉堂穴下一寸六分，直當也。治猶司也，謂三焦之處所，或云治作平聲讀，謂三焦有病，當各治其處，蓋刺法也。

中焦者，在胃中脘，不上不下，主腐熟水穀，其治在臍傍。中脘穴，亦屬任脈，臍傍天樞穴，屬胃脈，三焦相火也，火能腐熟萬物，焦從火，亦腐物之氣，命名取義或有在於此歟。

下焦者，（一本有在臍下三字）當膀胱上口，主分別清濁，主出而不內以傳道也。其治在臍下。膀胱上口闌門也。清者入於膀胱而為溺，濁者入於大腸而為滓穢。臍下一寸。名陰交穴，屬任脈。

故名曰三焦，其府在氣街。一本作衝字 府猶舍也。言其氣藏聚於此也。滑氏本義以此句為錯簡非。滑伯仁曰：其府在氣街一句，疑錯簡或衍。三焦自屬諸府，其經為手少陽，與手心主配，且各有治所，不應又有府也。《素問》曰：上焦如霧，中焦如漚，下焦如瀆。潔古云：霧不散而為喘滿，漚不利而為留飲，瀆不利而為腫脹。臍傍乃臍之左右胃經天樞穴也。一本云衝，一曰脈越人之言。乃後人因別本不同。而加之也。如係越人之言。衝脈不必兩言矣。

然（素）骨空論。衝脈起於氣街。註云足陽明經穴。在毛際兩旁是也。（靈）營衛生會篇云。上焦出於胃上口。並咽以上。貫膈而布胸中。走腋。循太陰之分而行。還至陽明。上至舌。下足陽明。常與營俱行於陽二十五度。行陰亦二十五度。一周也。故五十度而復會於手太陰矣。中焦亦並胃中。出上焦之後。此所受氣者。泌糟粕。蒸津液。化其精微。上注於肺脈。乃化而為血。以奉生身。莫貴於此。故獨得行於經隧。命曰營氣。下焦者別腸注於膀胱而滲入焉。故水穀者，常并居於胃中，成糟粕，而俱下於大腸而成下焦，滲而俱下，濟泌別汁，循下焦而滲入膀胱。又曰：營出於中焦，衛出於下焦。《素·靈蘭秘典論》云：三焦者，決瀆之官，水道出焉。觀此數條，義更明備。古益袁氏曰：所謂三焦者，於膈膜脂膏之內，五藏六府之隙，水穀流化之關，其氣融會於其間，熏蒸膈膜，發達皮膚分肉，運行四旁，曰上中下，各隨所屬部分而名之，實元氣之別使也。是故雖無其形，倚內外之形而得名；雖無其實，合內外之實而為位者也。名實云何？即上中下之脂膏油綱維

於藏府空竅以化氣行水扶命之田雖有上中下三焦之命名而切指其三腑府之所在則在下焦之氣衝

三十二難曰。五藏俱等而心肺獨在鬲一作膈下同上者何也

⊙鬲者隔也凡人心下有鬲膜與脊脇周回相著所以遮隔濁氣不使上薰於心肺也在鬲上言其偏獨高處於胸鬲之上也

然心者血肺者氣血為營氣為衛

⊙五藏生成論云諸血者皆屬於心諸氣者皆屬於

肺蓋榮行脉中，故血為榮；衛行脉外，故氣為衛，相通上下，謂之榮衛。

◎上下謂五十度周於身也。說見第一難中。

通行經絡，榮周於外，故令心肺獨在高上也。

◎經絡言十二經無所不通，而周行藏府之外者也。榮衛為一身之統攝，而心肺主之，故獨居高上，以宣之，猶大道之運於上也。四明陳氏曰：此特言其位之高下耳。若以五藏德化論之，則尤有說焉。心肺既以血氣生育人身，則此身之父母也。以父母之尊，宜自然居於上。内經曰：鬲肓之上，中有父母。此之謂也。

心主血，肺主氣，榮衛者，為氣血之能導，流於心肺之升降，由氣之升降也。一升而上，一降而下，相隨而終始，日夜循環流行於經絡之中，榮周於身。心為陽中之陽，肺為陽中之陰，乃氣血也，主而居膈之上也。膀胱屬臟屬陰。

陽甲膽木，陰乙肝木，陽丙小腸火，陰丁心火，陽戊胃土，陰己脾土，陽庚金大腸，陰辛肺金，陽壬水膀胱，陰癸腎水。

膽甲木也，陽；肝乙木也，陰。甲己合，乙庚合，丙辛合，丁壬合，戊癸合。大腸庚金也，陽；肺辛金也，陰。

乙肝本屬龍，東陽令，辛肺屬金，龍屬陽木一

甲陽　甲膽乙肝　肝乘金也陰

乙陰　丙小腸丁心　小腸丙火也陽

丙陽　戊胃己脾　心丁火也陰

丁陰　庚大腸辛肺　乙木肝本陰也性亦柔也

戊陽　壬膀胱癸腎　因貪庚之性陽金故曰庚

己陰　壬陽　癸陰　辛金肺本陰也性亦柔也

庚陽　大腸庚金也陽　因貪丙之性陽火故曰丙

辛陰　之謂亦化剛為柔也

陽剛也陰柔也　生、沐、冠、臨、旺、衰、病、死、墓、絕、胎、養

長生　木長生　　水受氣於甲金受氣於寅皆
四戌亥　　以長生處逆生數也象不可
寅　卯　　悟否極泰來剝極則復至之
午　丑　　長
巳辰卯寅
金長生　火長生

三十三難曰：肝青象木，肺白象金。肝得水而沉，木得水而浮。肺得水而浮，金得水而沉。其意何也？肝居肺下，故曰得水而沉。肺居肝上，故曰得水而浮。言肝既屬木，則當浮而反沉；肺既屬金，則當沉而反学與金木之本體不類，故設問也。

然肝者非爲純木也，乙角也（木屬陽，乙爲陰木，庶矣

然金，故曰非純，角於五音亦屬木也）庚之柔。庚爲陽金，

乙與庚合，剛柔相配，則乙之爲剛爲庚，庚之柔爲[illegible]。

大言陰與陽。小言夫與婦。天而言之，即天地之陰陽；

小而言之，即人倫之夫婦，其理一也。釋（其微陽而後

其微陰之氣，其意樂金（婦有從夫之義，■爲陰木，故

曰微陽樂金，謂樂從乎金也）。又行陰道多（肝屬[illegible]然

陰經位乎高下，故曰行陰道多

故金肝得水而沉也。樂音藕，喜好也

四明陳氏曰。肝屬甲乙本應角音而重濁析而言之。則甲為陽木。乙為陰木。合而言之。則皆陽也。以其屬少陽。而位於人身之陰分。故為陰中之陽。夫陽者必合陰。甲乙之陰陽。本自為配合。而乙與庚通。剛柔之道。甲乙乃合甲之微陽。而反樂金。故吸受庚金微陰之氣。為之夫婦。木之性本浮。以其受金之氣。而居陰道。故得水而沉也。

肺者非為純金也。辛商也。（金屬陰辛為陰金志應從火故曰非純商於五音亦屬金）丙之柔（丙與辛合）大言陰與陽。小言夫與婦。釋其微陰。（辛曰陰金故曰微陰）婚而就火。（婚猶婚嫁之婚言嫁於火也）其意樂火。又行陽道多。（肺屬乎太陰經位乎鬲上故曰行陽道多）故令（一本無令字）肺得水而浮也。

四明陳氏曰。肺屬辛金。應商音而輕清。析而言之。則庚為金之陽辛為金之陰。合而言之則皆陰也。以其屬太陰。而位於人身之陽分。故為陽中之陰。夫陰者必合陽。庚辛之陰陽。本自為配合。而辛與丙通。剛柔之道。辛乃合庚之微陰。而反樂乎火。故就丙火之陽。為之夫婦。金之性本沉。以其受火之氣。炎上而居陽道。故得水而浮也純不雜也。角，木音也。商，金音也。木生曰微陽。微陽者陽多也。金生曰微陰。微陰者陽多也。非純木純金者，因其陰陽交配也。乙庚辛丙語其大陰與陽語其小夫與婦，夫婦即陰陽也。釋，去也。吸，受也。木受氣於申，申七月也。長生在亥，亥十月也。皆是陰道。臨官於寅，寅正月也。帝旺於卯，卯二月也。亦是陽道。故曰行陰道多。金受氣於寅，長生在巳，巳四月也。皆是陽道。臨官於申。帝旺於酉，酉八月也。方是陰道。故曰行陽多。

肺熱 諸家本作熱字亦多 諸家亦作熱解 而復沉，肝熱而復浮者，何也。肺氣熱則清氣下墜，故知辛當歸庚。乙當歸甲也。肝氣熱則枎大上升，[illegible]得熱則微陰不足以相吸，肺得熱則元陽遊乎外，可表則陰木與陽木、陰金與陽金自為配偶而復其本體淨沉之性也。

可明陳氏曰：肝及於熱，則所受金之氣乃去乙復歸之甲。以木之本體自然還淨也。肺及於熱，則所受火之氣乃去辛復歸之庚，而金之本體自然還沉也。稟坤厚曰：肝為陰木乙也，肺為陰金辛也。角商者其音也。乙與庚合，而與辛合，猶夫婦也。故皆暫捨其本性而從夫之氣習，以見陰陽相感之義焉。況肝位而下，肺居而上。上陽下陰，所行之途，性隨而分。故木浮以反肖金之沉，金沉而反肖人之上行而浮也。凡物極則反。及其經制化變業，則歸根復命焉。是以肝肺熟而各肖其木金之本性矣。

然天錫心肝為陰中之陽，陽性尚首，不隨於木，故得小而沉也。肺為陽中之陰，陰性尚多，不隨於金，故得水而浮也。此乃言其大略耳。若言其小，則乙庚而辛夫婦之道也。及其熟而沉浮反者，各歸所属，見其本性故也。

周與權曰：肝富血，血陰也。多血少氣，體凝中室，雖有脉絡，然終非玲瓏空虛之比，故得水而沉也。及其熟

一百二十六

上濡而洪者，輕為乾。陰凝而實者，變為滯。虛宜其浮也。脉主氣，氣陽也。多氣少血，體空而輕浮，孔竅玲瓏。肺絡房達於水而浮也。熟則體皆攣斂，孔竅窒實，輕舒者變而反緩，宜其沉也。斯物理之當然。五行造化，默相符合耳。

謝縉孫曰：此因物之性而推其理也。

滑伯仁曰：肝為陽，陰中之陽也。陰性尚多，故曰微陽。其居在下，行陰道也。肺為陰，陽中之陰也。陽性尚多，故曰純陰。其居在上，行陽道也。熟則無所歸，而反其本。[illegible]

不能受剋矣。木死則變爲純陽，金死則變爲純陰。故浮者熟而沉，沉者熟而浮也。辛歸庚，其意不樂大而爲純金；乙歸甲，其意不樂金而爲純木。純金則爲純陰矣，純木則爲純陽矣。

三十四難曰：五藏各有聲色臭味，皆可以知曉不？

曰：下答詞有五藏之液，似此聲色臭味下又液字。

然：十變言肝色青，其臭臊，其味酸，其聲呼，其液泣。十變未詳何義。張世賢曰：五藏只有五變，十變合藏府而言也。存參。此五藏之图，亦本五行而言。青者木之也。臊，木之化氣也；酸，木之味，曲直作酸也。呼，引而長聲出於木。亦木之氣。肝竅於目。故液泣。

心色赤。其臭焦。其味苦。其聲言。其液汗。赤者火之色。焦、火之化氣也。苦、火之味。炎上作苦也。言、歡而揚。聲出於火。為火之象。按《素・陰陽應象大論》作在聲為笑。汗者血之標。心主血。故為汗。

脾色黃。其臭香。其味甘。其聲歌。其液涎。黃者土之色。香、土之化氣也。甘、土之味。稼穡作甘也。歌、緩而敦。聲出於土。為土之象。脾竅於口。故為涎。

肺色白。其臭腥。其味辛。其聲哭。其液涕。白者金之色。腥、金之化氣也。辛、金之味。從革作辛也。

哭悲而激，聲出於金，是金之象，肺竅於鼻，故為涕。腎色黑，其臭腐，其志恐，其聲呻，其液唾，是五藏聲色臭味也。

◎黑者水之色，腐水之作氣也，鹹水之味，潤下作鹹也。呻沉而微，聲出於水，為水之象，腎竅於舌下，故為唾。○明陳氏曰：腎病則悲，呻之則氣不得泄於恐，故聲之呻者，自腎出也。然肺主聲，肝主色，心主臭，脾主味，腎主液，五藏錯綜，互相有之，故五十難也。以五色之變在乎木，五臭之變在乎火，五味之變在乎土，五音之變在乎金，五液之變在乎水耳。

按發難言聲色臭味，而答詞僅出其液一條，即為聲論甚畧也。九針篇、宣明五氣論有五并、五惡、五主等論，又俱遺去五聲類，無發明，而問答又不相應，何也？又按五藏之聲，靈九針篇、宣明五氣篇俱云心噫、肺欬、肝語、脾吞、腎欠，而此則為呼、言、歌、哭、呻，則未之甚詮。陰陽應象大論義彼以為之所發聲，此以情之所發言，其理一也。讀經者皆當推測其義，如此則無不貫矣。

五藏止有五變，十變合藏府而言也。肝色青與膽共徒也，以聲協角木也，味曲直作酸也，淚液通於目也。

心色赤臭焦火化也。言聲出於火也。苦炎上作苦也。汗血之屬也。以主血液為汗也。脾色黃臭香土化也。歌聲出於土也。甘稼穡作甘也。涎液通於口也。肺色白臭腥金化也。哭聲出於金也。辛從革作辛也。涕液通於鼻也。腎色黑臭腐水化也。呻聲出於水也。鹹潤下作鹹也。唾者腎之液也。肝主色，五色之變在乎木也。心主臭，五臭之變在乎火也。脾主味，五味之變在乎土也。肺主聲，五音之變在乎金也。腎主液，五液之變在乎水也。

五藏有七神，各何所主耶。

问 五藏七神者。脾与肾兼两神也。见下文。
然藏者人之神气所舍藏也。故肝藏魂
答 藏者藏也。舍者宅也。人之神气各藏于藏之内也。
肝属阳。魂亦属阳。魂者神明之辅弼也。《灵》本神篇云。
随神往来者谓之魂。谓知觉之灵处也。
肺藏魄 肺属阴。魄亦属阴。魄者精神之匡佐也。本
神篇云。并精而出入者谓之魄。谓运动之能处也。
心藏神。 神者精气之化成也。本神篇云。两精相搏
谓之神。谓阴阳合体之妙机也。《素》灵兰秘典论云。
心者君主之官。神明出焉。故所以任物者谓之心。

脾藏意與智。本神篇云。心有所憶謂之意，因意以
處物謂之智。蓋脾主思故也。（素）刺法篇云。脾為諫議
之官，智周出焉。
腎藏精與志也。本神篇云。初生之來謂之精，意之
所存謂之志。（素）靈蘭秘典論云。腎者作強之官，伎巧
出焉。此因五藏之所而言五藏之神，是故五用著於
外，七神蘊於內也。
◎舍者宅舍也。人之神氣各藏於臟。靈樞云。兩精相
搏謂之神，隨神往來謂之魂，並精而出入者謂之魄，
所以任物者謂之心。心有所憶謂之意，因意而處物

難經淺說　一百三十

誌之皆意之所存謂之志。精乃生形之本也。
按《靈樞·九針篇》：心藏神，肺藏魄，肝藏魂，脾藏意，腎藏精
與志也。《素問·調經論》云：心藏神，肺藏氣，肝藏血，脾藏肉，
腎藏志。而此成形，與此頗異。若七神二字，經文無見。
今諸既無所發明，至以腎之精亦謂之神，恐未安。
三十五難曰：五藏各有所府，皆相近，而心肺獨去大
腸小腸遠者，何謂也？　所者，所處之地也。五藏各有
所處之地，而府之相近者，如肝之府膽，脾之府胃，腎
之府膀胱，其位皆相近。心之府小腸，肺之府大腸，皆
獨遠也。問何獨心肺居上，大小腸居下，其間亦相去。

皎之肝脾腎三藏之根也。而心肺二藏之府，其陽於上下之相去實遠矣。

然經言心榮肺衛，通行陽氣，故居在上。心主血，血而行脈中，屬心。肺主氣，氣為衛，故衛屬肺。陽氣即榮衛之氣。（靈）樞衛生會篇云：行陽二十五度，行陰亦二十五度是也。行陽氣而居上，故心肺其位最高。大腸小腸傳陰氣而下，故居在下，所以相去而遠也。陰氣濁氣也，謂穢濁所歸也。大小腸其位至下，兩傳陰氣，故居下。藏府所司不同，所以經雖相合，而位對相遠，亦不得不相遠也。

一百三十一

按六藏各有所處之地。如胃近脾，膽近肝，膀胱近腎，何獨心肺居於上，而大小腸居於下，二者臟腑不相近而相遠也。然人水穀入胃，其氣之精者為血，悍者為氣，其穢濁傳於大腸小腸膀胱也。精悍之氣陽也，穢濁之氣陰也。陽氣心肺通行，陰氣大腸小腸傳送，心肺不得不居於上，而大腸小腸不得不居於下也。諸腑者皆陽也，清淨之處。今大腸小腸胃與膀胱皆受不淨，其意何也。

又問云：腑既皆屬陽，為氣則當為清淨之處，何以大小腸胃與膀胱不能從陽之清淨而反受穢濁獨不及膽者，膽無施受故也。

然諸府者，謂是非也。謂諸府雖是屬陽而非皆淨之處，以諸府各有所司，謂是皆宜清淨，其說非也。

經言小腸者，受盛之府也。（素）靈蘭秘典論：小腸者受盛之官，化物出焉。言受胃之物，化其渣滓也。

大腸者，傳瀉行道之府也。（素）大腸者，傳道之官，變化出焉。言傳瀉不潔之物，以為流行道路也。

膽者，清淨之府也。（素）膽者中正之官，決斷出焉。蓋膽無受無瀉，助肝以決謀慮而已，所以謂之清淨之府也。

胃者水穀之府也。（素）脾胃者倉廩之官，五味出焉。膀胱者津液之府也。（素）膀胱者州都之官，津液藏焉。此五藏之府也。今大小腸胃與膀胱各有受任，則非陽之清淨矣。各為五藏之府，固不得而兩名也。一府猶無兩名，故狀也。言諸府各有名，如上文所言，皆實指其受穢濁者也。蓋諸府體為陽，而用則陰，經所謂濁陰歸六府是也。云諸府皆陽清淨之處，惟膽足以當之。膽既名為清淨，故不受穢濁。若餘府亦名清淨，則一府各存兩名矣。　按此又與問意不準對，蓋問謂陽宜清淨，何以反受不淨，謂非其名，何以不稱清淨也。今止約舉經文，以明其不清淨之處與無府屬陽之義，仍未分曉。當云藏府之分陰陽，亦以清濁言，而以動靜內外言，故陰反清而陽反濁，如此，則其義曉然矣。

小腸者，心之府；大腸者，肺之府；膽者，肝之府；胃者，脾之府；膀胱者，腎之府。靈樞本輸篇云：肺合大腸，心合小腸，肝合膽，脾合胃，腎合膀胱，此之謂也。

小腸謂赤腸，大腸謂白腸，膽者謂青腸，胃者謂黃腸，膀胱者謂黑腸。此以五行之色以爲配五藏之徵也。

又以五藏之色，合別六府，而皆名爲腸，則俱受穢濁

篁原壽藏版　　一百三十三

所以明不淨之故也。

下焦之所治也。〔靈〕營衛生會篇云：水穀當居於胃中，成糟粕而俱下於大腸，而成下焦，滲而俱下，濟泌別汁，循下焦而滲入膀胱焉。此五府皆下焦之氣所治也。

滑伯仁曰：下焦之所治也一句，為膀胱，謂膀胱當下焦所治，主分別清濁也。考之經文，以胃、大小腸、膀胱俱為下焦之所治，未合。

按六府皆為陽，陽為氣，氣宜清淨。大腸、小腸、胃、膀胱皆府，今各受穢濁之物，而為不淨之處所也。然諸府急有所用謂之清淨之處則非矣受盛者承奉胃倉受盛糟粕受已復化轉入大腸傳瀉不潔之物以為流行道路清淨者藏而不瀉無穢雜也水穀之府者胃乃倉廩之官也津液之府者膀胱乃津液所居之處也一府止有一名今皆曰清淨之處則一府有二名矣故知諸府非清淨之處耶清淨惟胆之一府也其他豈可同名而語哉腑之色類藏之色也故各不同自胃受納水穀傳化而至下焦轉瀉不則洪瀉焉然焉者曰下焦之所治也

三十六難曰藏各有一耳腎獨有兩者何也然

皆各一也。
然腎兩者，非皆腎也。謂一為腎，一則非腎也。
其左者為腎，右者為命門。命門者，諸神精之所舍，原
氣之所繫也。故男子以藏精，女子以繫胞。故知腎有
一也。 腎有二枚，一左一右，左則為腎而屬水，右為
命門而屬火。命門者，一身精神納藏之處，原氣繫焉
之所。原氣者，即腎間動氣也。男子於此而受五藏六
府之精而藏之也。女子於此得精施化而受胎之所。
然其腎止有一也。 腎有左右二枚，左屬水，右為命門。
相屬火，命藏也。言一身之精神皆藏於此也。原氣即

元氣謂臍下腎間動氣。人之生命，十二經之根本，當根柢乎此也。男子受五藏六府之精而藏於此，女子得精而能施化成胞胎。譬之於此精施化之具胞與孕之處。此乃性命之原，先天之氣。故曰命門也。其一為命門，而非腎，則腎止有一耳。

此篇非皆腎也。三十九難亦言左為腎，右為命門，而又云其氣與腎通，是腎之兩者，其實則一耳。程可久以北方配二物，故雖坎加習，於物為龜為蛇，於方為朔為北，於太玄為明為冥，難經曰藏有一兩腎獨兩，北之謂也。此通三十八、三十九難諸篇，前後參訂。

真義乃盡。

按（靈樞）並無右腎為命門之說，惟（靈樞）根結篇云：太陽根於至陰，結於命門。命門者，目也。（靈樞）衛氣篇亦云：命門者，目也。（素問）陰陽離合論云：太陽根於至陰，結於命門，名曰陰中之陽。經文所云止此。又（靈樞）大惑論云：五藏六府之精氣，皆上注於目而為之精。故目中黑睛屬腎，此目之所以稱命門之義也。若腎之有兩，則皆名為腎，不得名為命門。蓋腎為北藏，其數偶，故北方玄武亦有龜蛇二物。龜為陰中之陰，蛇為陰中之陽，即是道也。但右主腎中之火，左主腎中之水，各有所司耳。

若命門之說，則黃庭經所謂彼有幽闕，前命門是，須相近，而注家又以命門爲臍，則愚說亦不足引據。愚謂命門之義，惟衝脈之根柢足以當之。素舉痛論云：衝脈起於關元。關元穴在臍下三寸。靈順逆肥瘦論云：衝脈者，五藏六府之海，其下注少陰之大絡，出於氣街。海論又以衝脈爲血海。此其位適當兩腎之中，真可稱爲命之門。其氣雖與腎通，然不得以右腎當之也。

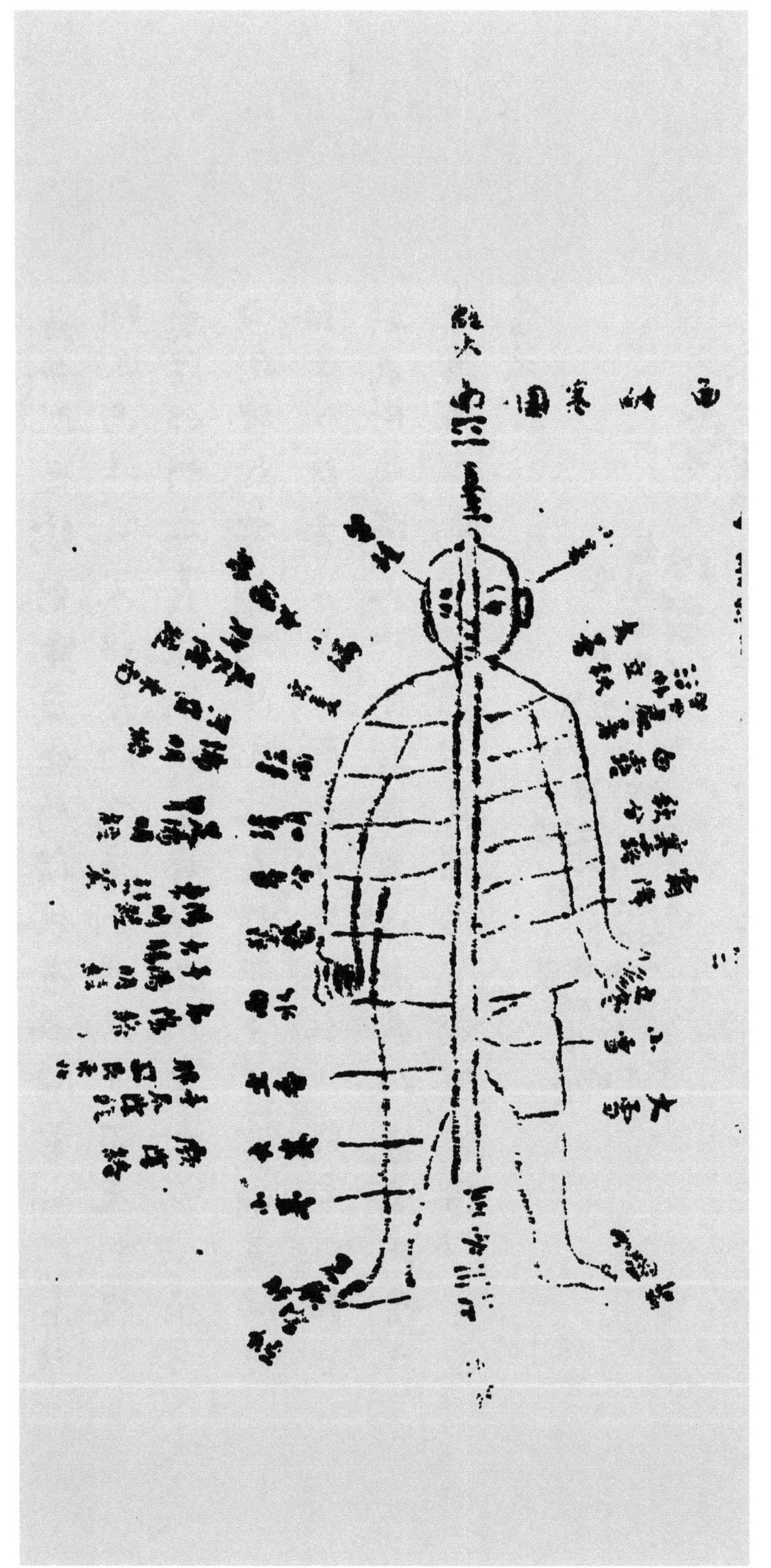

難經曰人面獨耐寒者何也答曰人頭者諸陽之會也諸陰皆至頸胸中而還獨諸陽皆上至頭耳故令面耐寒也

心為陽中之陽。肺為陽中之陰。腎為陰中之陰

肝為陰中之陽。脾為陰中之至陰。

五臟存精氣而不瀉故為陰。六府傳化物而不存故為陽 臟內存也 腑外府也。

雜記 周禮云九藏 神藏五 心肝肺脾腎 形藏四。口鼻耳目也

男子二八 腎骨始堅 至六十四歲 內一八至四八為益 五八至八八為損

女子二七 腎骨始堅 至四十九歲 內一七至四七為益

靈素[illegible][illegible]集
二八少陰 陰中有陽 二七少陽
益七至七七為損 男女純算合者七損八益也
陽中有陰 男子重督脈 督陽也 女子重任脈 任陰也
其衝脈由丹田穴挾臍而上 周禮 醫師 上士二人
食醫中士二人 疾醫中士八人 瘍醫下士八人 獸醫下士四人
天以熱風濕燥寒五氣生地之五行 而天熱地火 天
風地木 天濕地土 天燥地金 天寒地水 即天以五運
生地之五行也 衛氣如風 營血如水 陽行上
陰行下

難經淺説 卷下

中醫學社教員林曉蒼編輯
男少蒼校定

難經後序

世之通於儒而不通於醫者庸人也通於醫而不通於儒者庸醫也蓋醫之理本諸易即儒之道也而儒之道悟醫之理是為明醫扁鵲殆古之通於儒而通於醫者乎其著難經者本太極陰陽五行生相之道撰問答八十一篇名曰難經殆有探河洛之淵源岐黃之蘊奧甚有得於心歟考其家氏姓秦名越人春秋時居齊之渤海後至趙名曰扁鵲當其少時天資聰敏博學淹通一見長桑君獨奇之長桑君亦知扁鵲非常人也輒與談醫理扁鵲乃進謁長桑君出入

十有餘年忽一日靜坐間長桑君謂扁鵲曰我有禁方因年老欲傳於公公毋泄扁鵲曰遵旨長桑君乃以書授之併令飲上池水三十日視見垣一方人且能窺見人之五臟六腑及內部之癥結而長桑君忽然不見殆非人也或曰即壽華壺公李鐵拐之一仙歟化而來也由是扁鵲名聞四表學冠眾賢至趙醫趙簡子至虢醫虢太子皆有起死回生之妙適齊見齊桓侯望色而知其有疾相保以為妄不聽後疾作召而不赴斯時列國之人有謂扁鵲為生死者而扁鵲能生之此當世名醫所不能治而扁鵲獨能[illegible]

其功甚偉嗚乎扁鵲世不常有而所著之難經乃為世所共傳但其理學精微人所難知果能神而明之何患不參知休咎而著手成春乎迨是歷傳久遠風霜兵燹難免不無魯魚亥豕之訛夏五郭公之闕縱歷代名醫為之補注解釋者有十三家迄今湮沒無存而所本僅見明代張世賢圖註難經而已然理義奧深未易窺測 愚不揣固陋特為淺註務使難知者轉為易知但此中强解荒謬甚多而貽笑大方固所不免然於醫道之一途使後之學者披覽之餘諒或稍有裨益云爾

中華民國十九年國曆十六月中浣六十六叟林曉蒼序

三十七難曰：五藏之氣，於何發起，通於何許，可以曉不？

發起之言其本之所出，通之言其氣之所注也。

然：五藏者，當上關於九竅也。竅皆在上，故曰上關。謂其氣與九竅通也。

謝氏曰：本篇問五藏之氣於何發起，通於何許，答文止言五藏通於九竅之義，而不及五藏之發起，疑有缺文。

滑氏曰：五藏發起，當如二十三難流注之說。上關九竅，靈樞作七竅者是，下同。

潔古云耳二目二鼻孔二口一舌一喉一共九竅也諸家皆以舌不為竅而潔古又增一喉以為與上關九竅似究於理方合至於心氣通於舌舌和則知五味二句不至無着落耳存疑

故

肺氣通於鼻鼻和則知香臭矣肝氣通於目目和則知黑白矣脾氣通於口口和則知穀味矣心氣通於舌舌和則知五味矣腎氣通於耳耳和則知五音矣（三焦之氣通於喉喉和則聲和矣）此末二句潔古所加諸本皆無

五藏名下九竅在上故曰上關九竅上者身之上

也九竅之說諸家皆云陽竅七陰竅二次內為下次外為上謂之九竅獨潔古云耳二目二鼻孔二口一舌一喉一共九竅也諸家之說皆以舌不為竅固為得然殊不得越人之言且肝氣通於目至腎氣通於耳正言五藏上關九竅也若以陽竅七陰竅二為是本文心氣通於舌舌和則知五味二句無着落矣若數舌為一竅共得十竅不若潔古之言尤為得理又況不遺本文上關九竅上字抑且親切愚故取潔古之說而辨諸家之失五味辛甘酸苦鹹也五音宮商角徵羽也

舌主辨味，故和則能知五味；口主納穀，故和則能辨五穀。口舌雖有五味五穀之分，其知味則一，況舌統於口，不得為竅，口舌實共為一竅，方合內經七竅之文。按此段乃靈脉度篇全文，止易數字而病百出矣。經云：五藏常內閱於上七竅也。謂鼻一竅，目二竅，耳二竅，口與舌雖分而實合為一竅，共為七竅。若九竅，則當合二陰竅為言，蓋腎又通於二陰也。今除二陰而曰九竅，即口與舌分為二竅，亦止八數，不得名九竅也。

又鼻和，目和，五項經作肺和，肝和，五藏氣和則七

難經卷上

竅應以見上關之故若云鼻和目和則七竅[illegible]

能似此又與發問之意不相顧矣

五藏不和則九竅不通六府不和則留結為癰聚一作容

不和者邪居之也肺氣不和則鼻不知香臭肝[illegible]

不和則目不知白黑脾氣不和則口不知穀味[illegible]

氣不和則舌不知五味腎氣不和則耳不知五音

三焦不和則喉不鳴利六腑為陽而主氣氣不和則

氣不流通停留結聚而為癰膿矣

此二句結上起下之辭不通謂氣不得上達[illegible]

其官也五藏神氣之所舍五藏屬陰陰不和則[illegible]

於內故不利則止九竅不通而已六府則出氣澤
藏之所出入六府屬陽陽不和則病於外故不和
則有形之物積聚而為癰也
邪在六府則陽脈不和陽脈不和則氣留之氣留之
則陽脈盛矣邪在五藏則陰脈不和陰脈不和則
血留之血留之則陰脈盛矣
陽脈手足三陽之脈陰脈手足三陰之脈氣屬陽
血屬陰不和者其邪在內盛則脈之見乎外者也
按此段亦靈脈度篇原文但經文陽脈盛陰脈盛
二脈字作氣字此處易作脈字本靈問六節藏象

論人迎一盛病在少陽二盛病在太陽三盛病在陽明四盛以上為格陽寸口一盛病在厥陰二盛病在少陰三盛病在太陰四盛以上為關陰人迎與寸口氣俱盛四倍以上為關格諸語并合成文亦此關到

陰氣太盛則陽氣不得相營也故曰格陽氣太盛則陰氣不得相營也故曰關陰陽俱盛不得相營也故曰關格關格者不得盡其命而死矣

營和澤也關者閉絕之義格者捍拒之義言陰陽之氣相勝雖流氣來盡亦必至死不能盡其天年

也。[illegible]六十一難其受邪氣蓄則[illegible]

也。十二字當為此章之後[illegible]蓄陰陽之氣[illegible]

在於關格者必死，若但受邪氣蓄則宜砭射之也。

當指物之辭，謂一人之病不和及於六府[illegible]

意也。

按此篇自首至此皆盡脉度篇原文，而止竟數字，

既經發明，又將關格二字陰陽位置闡千古之蘊，

奈不知傳寫之誤，抑竄越之[illegible]擅改也原意

篇以陰陽[illegible]陽氣不能榮故曰關，陽氣太盛陰

氣不能榮故曰格。六節藏象論曰人迎四盛以上

難經卷二

上為格陽寸口四盛以上為關陰靈終始篇云人迎四盛且大且數名曰溢陽溢陽為外格脈口四盛且大且數名曰溢陰溢陰為內關經文著：並無以陰盛為格陽盛為關而越人乃彼集。不同也又仲景傷寒論云寸口脈浮而大浮為虛大為實在尺為關在寸為格尺亦屬陰寸亦屬陽此說雖與經文微別然其配陰陽亦本內經此之說也

云脈為陽[illegible]上[illegible]邪氣難於六[illegible]

上之脈不和陽為氣[illegible]

氣停留于皮膚而不散邪氣停留陽脉於是而偏盛矣五藏屬陰肌肉下為陰脉邪氣在五藏則肌肉下脉不和陰為血而主肉肌肉下脉不和則血邪停留於肉理血邪停留陰脉於是而偏盛矣格拒也內格則外脉不得入所以偏陰留盛則陽氣不得營故曰格陽關閉也外關則內脉不得出所以偏陽獨盛則陰氣不得營故曰關陰陰內陽外二者俱盛營衛否塞氣血不得相營是為關格夫人之所以生者氣血營衛也氣血既不營運是以不得盡其命而死也

難經卷二

經言氣獨行於五藏不榮於六府者何也然夫氣之所行也如水之流不得息也故陰脉榮於五藏陽脉榮於六府如環無端莫知其紀終而復始而不覆溢言不止盈盛而溢於經脉之外也人氣内温於藏府外濡於腠理

氣之運行者如水之流不舍晝夜故三陰之脉榮於五藏三陽之脉榮於六腑氣血之行陰而陽陽而陰如環之無端莫知其盡然終於肝始於肺既終而又復始覆者諸陰不足陽入乘之也又入尺亦謂之覆溢者諸陽不足陰出乘之也又上魚宗

謂之溢陰陽各安其常則脉無覆溢之患既又溢溢人身之氣内則臟腑温和外則腠理潤澤腠理者毛孔文路也

張世賢曰濡潤也腠理肌膚毛孔分肉交合處也此固上章營字之意而推廣之也亦與靈脉度篇文大同小異所謂氣行於五藏不營於六府者非不營於六府也謂在陰經則營於五藏在陽經則營於六府脉氣周流如環無端則無關格覆溢之患而人之氣内得以温於藏府外得以濡於腠理矣

四明陳氏曰：府有邪則陽脈盛，藏有邪則陰脈盛。陰脈盛者則陰氣關於上，陽脈盛者則陽氣格於下，然而未至於死。陰陽俱盛則既關且格，格則吐而食不下，關則二陰閉，不得大小便而死矣。藏府氣和而相榮，陰不覆，陽不溢，又何關格之有？故榮衛通行藏府，並無行藏不行府之說。此段問答，蓋引《靈樞·脈度篇》文而又誤解其義者也。經之原文云：黃帝曰：蹻脈安起安止？何氣榮水？岐伯答曰：蹻脈者，少陰之別，起於然骨之後，上內踝之上，直上循陰股，入陰，上循胸裏，入缺盆，上出人迎之前，入頄屬目內眥合於太陽陽蹻而上行氣并相還則為濡目氣不榮則目不合黃帝曰氣獨行五藏不榮六府何也岐伯答曰氣之不得無行也如水之流如日月之行不休故陰脈榮其藏陽脈榮其府如環之無端莫知其紀終而復始其流溢之氣內溉藏府外濡腠理經文如此則所謂氣者指蹻脈之氣所謂行藏不榮府者以岐伯專明陰蹻之所起止而不及陽蹻其所言皆陰經之道路故謂而復問也今除去蹻脈一段則所謂氣者何氣而謂行五藏不榮六府又何所指也問答皆引經文

難經卷二

全無發明已屬無謂又謬解至此豈越人而昧焉
如斯也又末二句經文漬溢之氣四字改作人
氣二字更不分曉
卅八難曰藏惟有五府獨有六者何也然所謂府
有六者謂三焦也有原氣之別焉
主持諸氣有名而無形其經屬手少陽此外府也
故言府有六焉
三焦合氣於腎腎為原氣之正三焦為原氣
三焦主持一身之氣無狀而空有上中下之名無
經屬於手少陽其府不同各府之在內而獨在於

氣衝之分腑也者內焉五外焉六所以言腑有六也三焦水中之大腑其在下焉為藏膀胱而合於腎在上者為陽合包絡而通心火中與胆合外腑言在諸腑之外故曰外腑按靈樞本輸篇三焦者中瀆之腑也水道出焉屬膀胱是孤之腑也以其不附於藏故曰孤腑即外腑之義三焦主持諸氣謂原氣別使者言根本原氣分行諸經故曰別使以原氣賴其導引潛行默運於一身之中無或間斷也外腑指其經為手少陽而言蓋三焦外有經而無形故云詳見六十六難

按靈素之言三焦者不一皆歷歷言其文理厚薄

與其出入貫布況既謂之府則明是藏畜泌瀉之具何得謂之無形但其周布上下包括藏府非若五府之形各自成體故不得定其象然謂之無形則不可也

三十九難曰經言府有五而藏有六者何也

然六府者止有五府也然五藏亦有六藏者謂腎有兩藏也其左為腎右為命門命門者諸精神之所舍也男子以藏精女子以繫胞其氣與腎通故言藏有六也　言命門氣雖通於腎而實則非腎故不得與腎同為一藏也

府有五者何也然五藏各一府三焦亦是一府然不屬於五藏故言府有五焉

府五者胆胃大腸小腸膀胱也藏六者肝心脾肺腎命門也命門之氣與腎相通因其相通其府故同膀胱也三焦亦是一府配合包絡不與五藏相關三焦非正府所以言府有五也

府者對藏而言既不附於藏則亦不名為府也命門辨說詳見三十六難條下

前篇三十八難言藏有五府有六此篇府有五藏有六者以腎之有兩也腎之兩雖有左右命門之

之其氣相通實皆腎而已府有五者以三焦配合手心主也合諸篇而觀之謂五藏六府可也五藏五府亦可也六藏六府亦可也

按上二條檢難最爲緊要俱參詞未盡合蓋三焦與心主爲表裏但心主爲心之宫城雖其經屬手厥陰實即心之外膜與心爲體自不得别分爲一藏而三焦則決瀆水道自成一府不得以不偶於藏[illegible]五藏六府不可謂盡其名也若欲出入其論則胞絡亦可與心合爲一藏併名門爲心藏若胞絡亦指爲府則又可稱七府矣

四十難曰經言肝主色心主臭脾主味肺主聲腎主液鼻者肺之候而反知香臭耳者腎之候而反聞聲其意何也

三十七難肝氣通於目則宜主色脾氣通於口則宜主味二者皆得其位獨鼻反受心之應耳反受肺之應為失其位故以為問

肺者西方金也金生於巳巳者南方火火者心心主臭故令鼻知香臭腎者北方水也水生於申申者西方金金者肺肺主聲故令耳聞聲

此以五行生長之法推之也木長生於亥火生長

於寅金生長於巳水土長生於申以其相生相丞
相爲用也
按肝木也木之華萼敷布五色故肝主色心火也
火之化物五臭出焉故心主臭脾土也味自土生
故脾主味肺金也聲出於金故肺主聲腎主水也
液主水屬故腎主液肺主聲鼻屬於肺不能聽聲
而反知香臭腎主液耳屬於腎不爲液而反能聞
聲果何如耶蓋由肺屬西方金金生長在巳南方
巳午未巳正火臨官之地火在藏爲心心主臭鼻
雖屬肺肺金生於心火之位故令鼻知香臭腎主

北方水，水長生在申，西方申酉戌中，在金臨官之地，金在藏為肺，肺主聲，耳雖屬腎，腎水生於肺金之位，故令耳能聞聲。

按此條發問未知所本，至四十九難則發揮甚詳，義頗可觀，而此處論釋終屬支離。蓋肝與心俱陽，故能視能言，從內出外；肺與腎俱屬陰，故能臭能聽，從外入內，各有至義，然窮鑿也。況既以相生之義為解，則肝木生於亥，目何以不吐涎？心火生於寅，舌何以不能辨色？脾土亦生於申，口何以不能聞聲耶？明陳氏曰：臭者心所主，鼻者肺之竅

心之脈上肺故令鼻能知香臭也耳者腎之竅腎者肺所主腎之脈上肺故令耳能聞聲也愚按越人此說蓋以五行相生之理而言見其相因而為用也

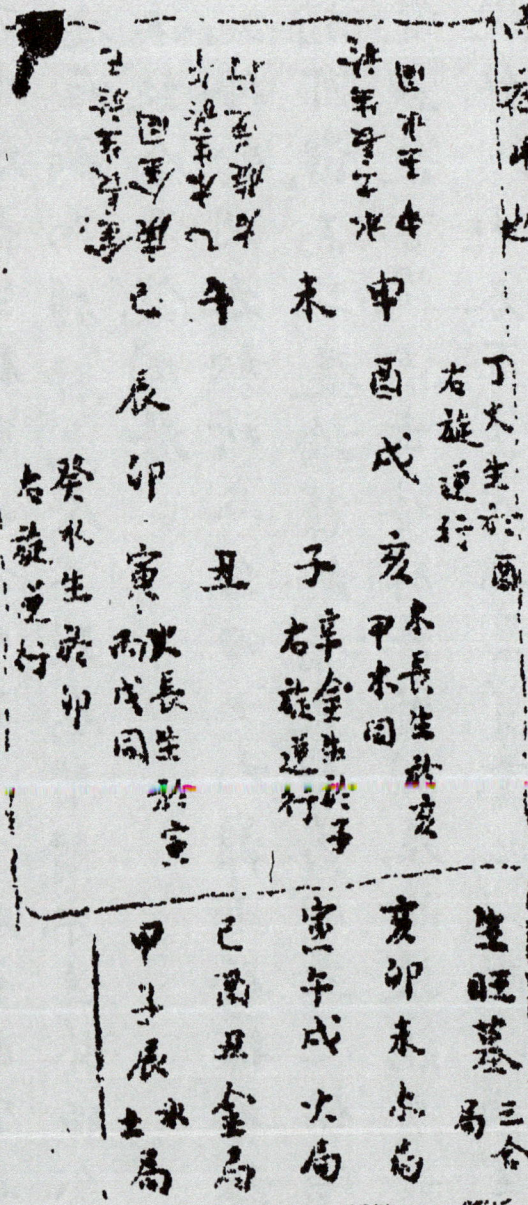

丁火生於酉
右旋逆行

申 酉 戌 亥

木長生於亥
甲木同

未 子

辛金生於子
右旋逆行

午 丑

巳 辰 卯 寅

火長生於寅
丙戊同

癸水生於卯
右旋逆行

生旺墓	三合局
亥卯未	木局
寅午戌	火局
巳酉丑	金局
申子辰	水土局

陽順行

	長生	沐浴	冠帶	臨官	帝旺	衰	病	死	墓	絕	胎	養
甲木生在亥	亥	子	丑	寅	卯	辰	巳	午	未	申	酉	戌
丙火生在寅	寅	卯	辰	巳	午	未	申	酉	戌	亥	子	丑
庚金生在巳	巳	午	未	申	酉	戌	亥	子	丑	寅	卯	辰
壬水生在申	申	酉	戌	亥	子	丑	寅	卯	辰	巳	午	未

陰逆行

	長生	沐浴	冠帶	臨官	帝旺	衰	病	死	墓	絕	胎	養
乙木生在午	午	巳	辰	卯	寅	丑	子	亥	戌	酉	申	未
丁火生在酉	酉	申	未	午	巳	辰	卯	寅	丑	子	亥	戌
辛金生在子	子	亥	戌	酉	申	未	午	巳	辰	卯	寅	丑
癸水生在卯	卯	寅	丑	子	亥	戌	酉	申	未	午	巳	辰

四土局順行推長生法

木局准此推
火局准此推
金局准此推
水土准此推

木火金水指之四大局又并長生八局謂之八長生

子 木沐 火胎 金死 水旺　丑 木冠 火養 金墓 水衰　寅 木臨 火生 金絕 水病　卯 木旺 火沐 金胎 水死

辰 木衰 火冠 金養 水墓　巳 木病 火臨 金生 水絕　午 木死 火旺 金沐 水胎　未 木墓 火衰 金冠 水養

申 木絕 火病 金臨 水生　酉 木胎 火死 金旺 水沐　戌 木養 火墓 金衰 水冠　亥 木生 火絕 金病 水臨

四十一難曰：肝獨有兩葉，以何應也？何應，謂其義何所應。

按下條云肝有七葉，蓋於兩葉中細分之，左則三岐，右則四岐也。

然：肝者，東方木也。木者，春也。萬物之始生，其尚幼小，言物皆生於春，其體尚幼，肝應乎萬物初生之體，非謂春時肝始生也。意無所覩，去太陰尚近，離太陽不遠，

（靈）金匱真言論云陽中之陽心也陰中之陰腎也陰中之陽肝也腎水太陰為肝之母心火太陽為肝之子肝為陰中之陽居腎之上心之下故云尚遠不遠也無親謂其不專屬也

（註）兩心　兩心或從乎陽或從乎陰也按下文肝有七葉左三葉奇數從陽之義右四葉偶數從陰之義

今有兩葉亦應乎木也　凡木之甲折皆兩葉此乃木之本體故肝與之相應

四以陰以四五藏之相生母子之道也故腎為肝

肝之母屬陰中之太陰心為肝之子屬陽中之太陽肝之位切近乎腎而不遠乎心也水為木父土為木母發生於春當春之時根荄萌甲消動之始其形尚幼小而未大初生獲近其土無別物所親水土以資其生所親者惟二物而已自彼至此謂之離自此之彼謂之去太陰脾土也太陽膀胱水也肝之位居於左在脾之下而在膀胱之上脾尤近肝故曰尚近水土異處所以猶有兩心因其兩心故有兩葉亦應木之生也肝凡七葉今云兩葉者左三葉為一葉右四葉為一葉也

滑伯仁曰肝有兩葉應東方之木木者春也萬物始生草木甲拆兩葉之義也越人偶有見於此而立為論說不必然不必不然也其曰太陰太陽固亦必指臟氣及月令而言但陰冬為陰之極首夏為陽之盛謂之太陰太陽無不可也凡讀書須要融活不可拘泥先儒所謂以意逆志是謂得之信矣後篇謂肝左三葉右四葉此云兩葉總其大者爾

四十二難曰人腸胃長短受水穀多少各幾何

然胃大一尺五寸徑五寸大言其四圍徑言其四之度凡圓形者徑一則

圍三故圍大一尺五寸長二尺六寸横屈受水穀

則徑五寸也下文缺此

三斗五升胃在腹中其形屈曲而生故曰胃其中常留穀二斗水

一斗五升留者存於中不使出也出即小腸大二

胃屋飢而思食故一日必再食也

寸半徑八分分之少半亦三分得二寸四分[illegible]一分

三分分之數云少半當云少半者也

長二丈二尺受穀二斗四升水六升三合合之大半

大半有餘也

大半半合

半迴腸大四寸迴腸大腸即以其迴曲

故曰迴腸

徑一寸寸半按此以圍三徑一之法約之則大四寸

徑當一寸三分分之少半此云一寸半誤也

長二丈一尺受穀一斗水七升半廣腸大八寸

腸大腸以下至肛門受穢滓之處從乞髖腸以其

最廣故曰廣腸按此以圍三徑一之法約之則又不止

徑二寸半二寸半當得二寸六分分之大半下文亦議

二寸大半為是長二尺八寸受穀九升三合八分合之一此難誤脫大字按廣腸當受穀而不及水義蓋精細蓄水穀入大腸之時已引泌精液於膀胱併糟粕傳入廣腸使從大便出故不云受水多少也此義諸家之所未及故腸胃凡長五丈八尺四寸總此文而結之也按靈腸胃篇人有唇至胃口共長二尺四分合共云六丈四寸四分平人絕穀篇則除者唇至胃共長五丈八尺四寸長固合受水穀八斗七升六合八分合之一按總上受水穀之數靈平人絕穀篇云九斗二升一合合之大半乃為合數而此數則與上文不符未詳何故或傳寫之誤此腸胃長短受水穀之數也

肝

肝重二斤四兩左四葉右四葉凡七葉主藏魂

肝幹也體狀有似樹幹故名曰肝左有三葉右有

難經卷一

四葉陰多陽少也魂者隨神往来也魂義見三十四難下同

心重十二兩中有七孔三毛孔竅也盛精汁三合孔謂中所藏之精神主藏神心任也任萬物而無巨細計十二兩上智之人心有七孔三毛中智之人心有五竅二毛下智之人心有三竅一毛常人心有二竅無毛愚人心有一竅下愚人心有一竅甚小盛精汁三合內精明傳謂之神神者精氣所化也

脾重二斤三兩扁廣三寸扁廣謂形不正圓其周三十也長五寸有散膏半斤散膏精液之不凝者主裹血溫五藏主藏意裹血謂統之緣不散也五藏皆稟氣於脾胃故蒙其氣以滋燥也

脾俾也俾助胃氣上化水穀也有散膏半斤主裹血所受穀味分散以溫各藏意者心之所之也

肺重三斤三兩六葉兩耳凡八葉垂下為葉旁出為耳共成八葉也

主藏魄

肺勃也其氣勃鬱也計三斤三兩重六大葉二小葉凡八葉也兩耳即二小葉也並精出入謂之魄魄者精氣之匡佐也

腎有兩枚重一斤二兩主藏兩枚即上文所謂左為腎右為命門按前條以為右為命門今曰腎有兩枚前後互異

腎引也引水氣灌注諸脉也腎有兩枚在脊對於

臟左者為腎右者為命門志者意之所存也命門主繫胞[illegible]藏精又三十四難曰腎藏精與志

以上言五藏以下言六府

膽在肝之短葉間重三兩三銖盛精汁三合

膽敢也有果敢決斷也位於肝之兩小葉間膽為清潔之府不受穢污之物惟盛精汁三合

按內經云十二經皆取決於膽故有果敢之人其膽最大如蜀漢姜維膽大如雞卵劉先主謂[illegible]其一身都是膽也五府皆濁惟膽之一府獨清淨以其無出入也

胃重二斤十四兩（一作兩）紆曲屈伸（謂紆屈曲處也）其長二尺六寸大一尺五寸徑五寸盛（一作容）穀二斗水一斗五升

小腸重二斤十四兩長三丈二尺廣二寸半徑八分分之少半左迴（一作回）疊積十六曲盛（一作容）穀二斗四升水六升三合合之大半

大腸重二（一作）斤十四兩長二丈一尺廣四寸徑一寸（按上云一寸半此少半字）當臍右迴疊積十六曲盛穀一斗水七升半（廻）腸胃篇云廻腸當臍左環迴周疊積而下回運環反十六曲大四寸徑一寸寸之少半□□□長短受盛與經文俱同

膀胱重九兩二銖，縱廣九寸膀胱亦不正圓，故曰縱廣盛溺九升九合水從小腸下口係滲入膀胱，亦滲溺不與穀同居，故不回。水而回溺，此越人精微處也

口廣二寸半

脣至齒長九分，齒已後至會厭已後即以下也，會厭吸門也深三寸半，大容五合謂口內可受五合也

舌重十兩，長七寸，廣二寸半

咽門重十二兩一作十兩（重），腸胃篇吸門重十兩，飲食之門戶也，像軟管也，在喉管後廣二寸半，至胃長一尺六寸咽門謂咽物之處，此即俗名食膽也，下通於胃

喉嚨重十二兩，廣二寸，長一尺二寸，九節喉嚨即出聲之處，即俗名

喉嚨者也下通於肺九節有薄、骨連絡其節有九也

肛門重十二兩大八寸徑二寸大半長二尺八寸受穀九升三合八分合之一（肛門即廣腸也此條長短受盛亦與上文廣腸同）紆即曲也又詘也廣大圍也縱直也會厭吸門也舌標也標於立言知味者也咽嚥也咽通於胃而嚥物也喉嚨肺之系也其中空虛可以通氣之呼吸也肛門即廣腸也升斗合法宜從大容五合上推之尺寸斤兩之法宜於同身寸取之樞(靈)腸胃篇及平人絕穀篇論腸胃大小長短與此不殊其論藏府之輕重惟舌重十兩咽門重十

兩（靈）腸胃篇有之餘皆不知所本至中間所論藏府受盛精汁等語則亦經文所無不知其別有所授歟抑内經固有之而今殘缺歟

滑伯仁曰此篇之義（靈樞）三十一三十二篇皆有之越人併為一篇而後段增入五藏輕重所藏所盛雖覺前後重複不害其為丁寧也但其間受盛之數各不相同輕重之量何所自推然非大義之所關姑闕之以俟知者

張靜齋曰升斗合法宜在大容五合句上推之一尺寸斤兩之法宜於同身寸取之

附古之權法

唐孫思邈千金方曰古秤惟有銖兩而無分名今則以百黍為一銖六銖為一分四分為一兩合今之六錢也十六兩為一斤此則神農之秤也吳人以二兩為一兩隋人以三兩為一兩今依四分為一兩秤為定此唐秤十斤正合今之六斤

○五權所起 五者權之餘也

權起於黍 黑色圓黍名曰秬黍出羊頭山取由一粒之重起算

十黍為絫 以今戥子挍之重二釐半

十絫為銖 百黍之重二分半

六銖為錙 六百黍也重一錢五分 出説苑

四錙為兩 黄鍾兩龠二千四百黍也

五權正數 五者權之正也

十六兩為斤 古重一升六合 黍之重為今秤九兩六錢

十斤為衡 古量一斗六升黍之重為今秤六斤

三衡為均 古量四十八升黍之重為今秤十八斤

四均為石 古重一石九斗二升黍之重為今秤七十二斤

四石為鼓 古量七石六斗八升黍之重為今秤二百八十八斤

附古量之法

凡五量所起 六十黍為圭 四圭為撮 三指撮之 四撮五撮

一龠 一十撮為合黃鍾律龠容千二百黍二龠為合也

十合為升　十升為斗

孫子算法以六粟為圭十圭為抄　十抄為撮　十撮為勺十勺為合此流俗之鄙談非先王之法制儒者所不道也

五量正數即黃帝所設也周公嘉量太公舊量並同　四豆為區四升曰豆區為一斗六升三百二十龠區或作鏂　九區為釜八斗也為一千六百龠釜作鬴即所謂斛也　倍釜為庾十六斗也庾或作斞又作逾又作籔　五庾為鍾八十斗也

倍鍾為秉一百六十斗也

隋[illegible]二量此非周制漢制頗同　而與五豆為區二斗也此舊區多四升

十一

五區為釜十斗也此舊釜多二斗十釜為鍾百斗也此舊鍾多二十斗

○黃鍾生度即古度之法

歷代尺度皆本諸黃鍾而損益不同有以黃鍾之長均作九寸而寸皆九分此黃帝命伶倫始造律之尺也是名古律尺又名縱黍尺選中式之秬黍一黍之縱長命為一分九分為一寸九寸共八十一分是為一尺　有以黃鍾之長均作十寸而寸皆十分者此舜同律度量衡之尺至夏后氏而未嘗改故名夏尺傳云夏禹十寸為尺蓋指此尺也又名古度尺又名橫黍尺選中式之秬黍一黍之橫

度命為一分十分為一寸十寸共計百分是為尺　有以黃鍾之長均作四段加出一段而為尺者此商尺也適當夏尺十二寸五分傳曰成湯十二寸為尺蓋指此尺也　有以黃鍾之長均作五段減去一段而為尺者此周尺也適當夏尺八寸傳曰武王八寸為尺蓋指此尺也

有以黃鍾之長均作九寸外加一寸為尺此漢之尺也　唐尺即成湯尺而唐人用之故又名唐尺宋尺即黃帝尺而宋人用之故又名宋尺

右七代尺共五種餘未見之蓋舍尺也案[illegible]也[illegible]

其制大一

秦之尺夏尺也新莽之尺漢尺也互相考證皆齊稱於律者至明工部所造銅尺五尺為步其五尺以夏尺之六尺四寸周之八尺也以夏尺八尺寸均作十寸即周尺也周尺最小以夏尺一尺二寸五分均作十寸即商尺也商尺最大即今木匠所用曲尺也蓋自魯般家傳以至於唐唐人用之謂之大尺由唐至明用之名曰今尺又名營造尺今曰公較尺又名平尺又曰魯般尺蓋此尺即漢尺也去一寸即夏禹之尺夏禹之尺去二寸即周武王之尺即今之曲尺也包括三代之制不得舉秦而自為是

四十三難曰：人不食飲，七日而死者，何也？然：人胃中當有一作常存留穀二斗，水一斗五升。即上條所謂[illegible]，合水穀二斗五升也故平人日再至圊，圊，廁也一行二升半，行水穀化糟粕行去也日中五升，日中五升[illegible]共去五升也〔[illegible]〕作一日中五升，言一日之七日五七三斗五升，而水穀盡矣。故平人不食飲七日而死者，水穀糟粕液俱盡，即死矣。津液由水穀而生，水穀則精液并亡矣

平人，不病之人也。人無根株，飲食為命，胃為水穀之海，所受水穀常存三斗五升，平和之人一日兩也[illegible]其[illegible]斗，七日五七三十五，所受三斗盡

[illegible]

藥錄卷十　十四

故水穀皆盡，故無病之人絕水穀七日而死。人急水穀以化津液氣血，水穀既盡，津液氣血亦盡，命遂亡矣。丁氏曰：人受氣於水穀以養神，水穀盡而神去。經曰：安穀則昌，絕穀則亡。仲景云：水入於經，其血乃成；穀入於胃，脈道乃行。故血不可不養，衛不可不溫，血溫衛溫，榮衛將行，常有天命。

平人胃滿則腸虛，腸滿則胃虛，更虛更滿，故氣得上下，五藏安定，血脈和利，精神乃居。故神者，水穀之精氣也。平人不食飲七日而死者，水穀精氣津液皆盡也。故曰：水去則榮散，穀消則衛亡，榮散衛亡，[illegible]

無所依　此之謂也

按此段與（靈）平人絶穀後半篇問答俱不易一字絶無發明　又經文更有論腸胃虛實數語在此段之前最有精義今複遺去尤爲無識

四十四難曰七衝門何在　衝者衝要之地也

然脣爲飛門齒爲戶門　飛動也兩脣動遙如物之飛齒有關鍵之象如家之有戶不得物徑出入也

會厭爲吸門　會厭謂咽嗌會合也厭猶掩也謂咽物時合掩喉嚨不使食物誤入以阻其氣之呼吸

[illegible]

出入也吸吸納處也有會厭以掩閉則物之會厭於此自不至物之誤入於喉嚨之中故謂之吸門

胃為賁門　賁猶奔也物入於胃疾奔而下太倉

太倉下口為幽門　靈樞脹論胃者太倉也以其聚物如倉廩故曰太倉下口胃之下口接小腸處也在臍上二寸下脘幽隱也深晦之地以上下出入處幽邃故曰幽門

大腸小腸會為闌門　會者小腸之下大腸之上會在臍上一寸水分穴小腸為受盛之官化物出焉納污穢於大腸泌清濁承膀胱水穀[illegible]而分別

焉故曰闌門謂闌截令別不得并出入也

下極為魄門　極底也下極肛門也云魄門亦取幽陰之義飲食至此精華已去止存形質故曰魄門即所謂鬼門也又肺藏魄肛門連大腸與肺為表裏故曰魄門（素）五藏別論云魄門亦為五藏使水穀不得久藏

故曰七衝門也此七門者水穀衝要通利開闔之所是以謂之七衝門也　按此條亦未知所本衝者通也要地也物自上而入從門而出開闔有時故謂之門飛動也兩唇動還如物之飛戶獨扇門也

凡物之大者不得徑入必齒而碎之然後入也會厭謂咽喉會合也厭猶掩也謂當咽物時合掩喉嚨不使食物誤入以阻其氣之呼吸出入也賁與奔同食飲奔聚於胃太倉亦胃也胃下口爲幽門幽門者謂其居於幽隱之處也闌遮闌也大腸小腸之會分別清濁糟粕積濁者入於大腸水液清者滲下膀胱故取遮闌之義下極肛門也魄者人之精爽也說文云陰神也肛門有物出而精爽陰神泄矣又肺與大腸爲傳送肺存魄大腸乃肺之府故云魄門此七門者水穀衝要通利開闔之所是

以講之七衝門也

四十五難曰經言八會者何也　會聚會也氣之所共聚有八穴也　按八會於經無所見然其義雖有所據此必古經之語今無所考也

然府會太倉　府六府也太倉屬任脈即中脘穴在臍上四寸六府取稟於胃故為府會張潔古云腹凍藥為能食而熱可灸太倉穴

藏會季脇　藏五藏也季脇屬足厥陰即章門穴在大橫穴外直臍季脇肋間脾募也五藏皆稟於脾故為藏會潔古云不能食而熱可灸章門穴

筋會陽陵泉　筋一身之筋也陽陵泉屬足少陽穴在膝下一寸外廉陷中足少陽之筋結膝外廉即此穴肝主筋而胆其合也故爲筋會張潔古云煩滿囊縮可灸陽陵泉

髓會絕骨　髓骨中之精髓也絕骨屬足少陽即懸鐘穴在外踝上四寸輔骨前絕骨端如前三分一名陽輔靈經脉篇謂足少陽之脉云足主骨靈謂髓皆屬於骨故爲髓會四明陳氏曰髓會絕骨髓屬於腎腎主骨於足少陽無所關腦爲髓海腦有枕骨穴則當會枕會絕骨誤也亦通潔古云腦爲

髓海踐義如火是髮卷如水可矣絕骨穴人能保其

以髓會絕骨也

血會膈關　血一身之血也膈關屬足太陽在項後第七椎下去脊兩旁各一寸半在中焦之分化精微而為血之地也亦足太陽脉氣所發太陽多血又血乃水之象故為血會四明陳氏曰血會膈關血者心所統肝所藏膈關在七椎下兩旁上則心俞下則肝俞故為血會亦通瀉古云身斑斑如錦紋血熱可灸膈俞穴

骨會大杼　骨一身之骨也大杼為足太陽在項後

第一椎下兩旁相去各一寸半靈海論云衝脈為十經之海其輸在於大杼動輸篇云衝脈與少陰之大絡起於腎下蓋腎主骨膀胱與腎合故為骨會張世賢曰大杼諸骨自此擊架往下支生故骨會於大杼也四明陳氏曰骨會大杼骨者髓所養髓自腦下注於大杼大杼滲入脊心下貫尾骶滲諸骨節故骨之氣皆會於大杼亦通潔古云前板齒乾燥之症可灸大杼穴明堂云大杼禁灸若非熱蘊乾燥之症毋得灸也古益袁氏曰肩能任重以骨會大杼也

脉會太淵　脈諸□之□也太淵屬於手太陰在掌後陷中動脈即所謂寸口者脈之大會也肺朝百脈故為脈會義詳第一難中潔古云平人一息七至以及太淵穴

氣會三焦外一筋直兩乳內也　謝氏曰三焦當作上焦三焦外謂膈焦籠之外兩乳內謂兩乳之中在脈之所過即膻中穴也在玉堂下一寸六分靈經脈篇手太陰之脈是主氣之海論篇云膻中者為氣之海故為氣會　張仁賢曰三焦上中下三焦也為氣之府[illegible]穴也膻中為上焦[illegible]

[illegible]

三十一難 十九

氣海為下焦外從下氣海一絡直至兩乳內也一說直兩乳內之言膻中穴也亦直字未通如其言當下橫直二字存參

熱病在內者取其會之氣穴也　熱病在內則邪氣已深不可淺治故必從其氣所會聚之會處攻取其邪乃能已病也其會謂各視其病之所在審取其所當治之處也

四十六難曰老人臥而不寐少壯寐而不寤者何也

靈樞云五十已上為老二十已上為壯十八已上為少寐目瞑而神藏也按說文云覺而[illegible][illegible]也

寤而心有所擾不能成寐也

經言少壯者血氣盛肌肉滑氣道通榮衛之行不失於常故晝日精夜不寤也

盛旺也滑潤澤也常常度也（靈）榮衛生會篇云榮衛行陽二十五度行陰亦二十五度平旦而陽受氣日入而陰受氣如是無已此之謂也精精敏不倦也陽主晝陰主夜陽動陰靜動主精靜主寐人一日一夜脈行五十度周於身少壯之人榮衛盛旺肌肉滑澤氣血道路疏通不失常度平旦陰盡陽出於目則精爽而強日入陽盡而陰受氣則寐

晝不寐老人之是

老人血氣衰肌肉不滑營衛之道澀故晝日不能精夜不能寐也故知老人不得寐也

澀謂不順利也

滑伯仁曰老人之寐而不寐少壯之寐而不寤係乎營衛血氣之有餘不足也

按此章之失更多難經本以釋經乃此問答即鈔錄（靈）營衛生會篇語而改易數字便多語病經云黃帝問曰老人之不夜瞑者少壯之人不晝瞑者何氣使然問詢何等簡括言不晝瞑則晝之精與

是之安寐僅在真内人雖寐而不寤似不分晝夜譫便糊塗又營衛之道濇句經文作氣道濇其營氣衰少而衛氣内伐蓋營氣少則血不充而神亦不能藏衛氣内伐則氣不盛而少易倦故晝不精夜不寐今改作營衛道濇便不分曉既無發明又不能體察經義每易一字必多謬失此所不解也

四十七難曰人面獨能耐寒者何也然人頭者諸陽之會也諸陰脉皆至頸胸中而還獨諸陽脉皆上至頭耳故令面耐寒也

諸陽者手足三陽也諸陰者手足三陰也手三陰

之脉從胸至手足三陰之脉太陰則起手大指之端上膈俠咽連舌本散舌下少陰起於小指之端從腎上貫肝膈入肺中俠舌本厥陰起於大指叢毛之際上貫膈肋會於項巔經言諸陰經之脉皆會於頭胸中而還不云厥陰至頂巔者略言之也至於手之三陽從手至頭足之三陽從頭走至足也陽維之脉上至頭耳獨異於陰經之脉而為陽中之陽故能耐寒如若懸寒是太陽不會於頭此謂陰陽盛陽虛也

按此章問答亦本《靈》邪氣臟腑病形論經文云首

面與身形也屬骨連筋同血合於氣耳天寒則裂地凌冰其卒寒或手足懈惰然而其面不衣何也岐伯曰十二經脈三百六十五絡其血氣皆上於面而走空竅其精陽氣上走於目而為睛其別氣走於耳而為聽其宗氣上出於鼻而為臭其濁氣出於胃走唇口而為味其氣之津液皆上燻於面而其皮又厚其肉堅此天熱甚寒不能勝之也此段作諸陽經之氣皆上於頭蓋本靈樞逆順肥瘦論云手之三陰從藏走手手之三陽從手走頭足之三陽從頭走足足之三陰從足走腹此所以諸陰

脉皆至頸胸而還獨諸陽脉皆上至頭耳移作此處註解理極明當此等處實與經文異致而同歸也

又按手少陰上挾咽走喉嚨繫舌本出於面繫目系合目内眥　手厥陰循喉嚨出耳後合少陽完骨之下

手足少陰太陰皆會於耳中上結左角　手太陰循咽喉足少陰循喉嚨繫舌本上至項結於枕骨與足太陽之筋合　足太陰合於陽明上行結於咽連舌本支者結舌本貫舌中散舌下　足厥陰

循頰龍之後上走頏顙絡於舌本達目系上出顛與督脈會於巔矣者從目系下頰裏環唇內是手足六陰無不上頭也而越人泥於手三陰從藏走手足三陰從足走腹之文以爲不上頭而不知此經穴顯於外故可圖也其猶行於內何嘗不上頭乎況經文歧伯明云十二經脈三百六十五絡其血氣皆上於面又其精陽氣別氣宗氣濁氣氣之津液皆上燻於面統陰陽而言也越人曰諸陰脈皆至頸胸而還於理未完如云陽爲陰之帥則可也　張仁賢曰　面爲陽中之陽故能耐寒如若

難經卷二　　三

惡寒是太陽不會於頭此謂陰盛陽虛也按自五十難至此皆論營衛藏府形質體用之理

四十八難曰人有三虛三實何謂也然有脉之虛實有病之虛實有症之虛實也

虛空虛真氣奪也　實強實邪氣盛也診候也證也脉病診之主者皆有虛實

脉之虛實者濡者為虛　脉兩手寸關尺之脉也濡疢弱軟滯也氣來不足為虛傷寒論云諸濡亡血又云濡則衛氣微可見濡為氣血兩虛之候

牢者為實　注勁曰緊緊實曰牢氣來有餘為實

素問平人氣象論脉盛而緊曰脹傷寒論云趺陽脉緊者脾氣強又云寒則堅牢可見緊牢為邪氣實之候脉不止此二種舉此以類推也

病之虛實者出者為虛　出謂精氣外耗如汗吐瀉之類凡從內出者皆是從內而之外是五藏自病而為虛李東垣所謂內傷是也

入者為實　入謂外氣內結如能食便閉感受風寒之類凡從外入者皆是由外而之內是外邪所傷而為實李東垣所謂外傷是也

言者為虛不言者為實　言多言病而尚能言非狂

言之謂病氣內之神氣自清故懂懂能言而不精於言亦五內自病而為虛不言不能言也邪氣外攻昏亂神智由邪內擾而不言也亦外邪所傷而為實是知陽勝則實陰勝則虛言不言亦即上文出入之義

緩者為虛急者為實　緩則不急病來遲也正氣奪一而邪氣微則病漸深　言內之出者徐徐而遲非一朝一夕之病也急則不緩病來驟也正氣未滿而邪氣盛則病疾速　言外邪所中風寒溫熱等病發生在五六日之間也此病之虛實也

診之虛實者濡者為虛牢者為實　診按也候也按其外而加之非診脈之診也濡者為虛牢者為實脈經無此二句謝氏以為衍文疑因上文而重出也楊氏謂按之皮肉柔濡者為虛牢強者為實然則有亦無害

癢者為虛痛者為實　血氣少而肌肉不能充則癢邪氣聚而營衛不得和則痛按痛者之處所知痛者為實則知不痛而癢者非實矣為癢者氣欲通營衛虛也痛者氣不通邪氣實也

外痛內快為外實內虛內痛外快為內實外虛

快爽也謂不痛也此則須按而候之也凡虛者喜
按實者不可著手謂拒按也故邪盛之在外而不
在內則外痛而內快邪盛之在內而不在外則內
痛而外快是按之而痛處為實不痛為虛也大抵
邪氣盛則實正氣奪則虛此診之虛實也
診脈虛實也　總結三虛三實而言也
四十九難曰有正經自病有五邪所傷何以別之
正經本經也五邪謂五藏之邪互相賊也詳下文
然言字一本有憂愁思慮則傷心　心主思慮君主之官
也心藏神養心莫善於寡欲憂愁思慮出於心用

而邪應則神疲而受傷矣

形寒飲冷則傷肺　肺主皮毛而在上是為嬌藏肺惡於寒故外受風寒內飲冷水則傷肺也以肺主氣而宜溫若傷內外之寒冷則肺氣不滋而不利矣

恚怒氣逆上而不下則傷肝　恚恨怒也肝在志為怒志怒則木氣鬱逆而上衝甚則嘔血故受傷也

飲食勞倦則傷脾　脾為倉廩之官主納飲食四肢皆稟於脾勞倦必由四肢故過用則脾受傷矣

久坐濕地強力入水則傷腎　濕傷於下故濕氣歸

勞倦者一

腎又腎為作强之官水人腎之類故强力入水則腎受傷强力者尤不能勝而強服之也強之則汗出汗出則玄府不固入於水中水從玄府而入濕勝則腎傷矣

是正經自病也　凡此皆憂思恚怒飲食動作之過而致然也夫憂思恚怒飲食動作人之所不能無者發而中節焉能為害過則傷人必矣故善養生者去泰去甚適其中而已昧者拘焉乃欲一切捐絕之豈理也哉

心藏神養心莫善於寡欲喜怒思慮過度則神傷

而心受傷矣肺主氣而宜温形寒者皮毛寒也形〻
寒於外而飲冷於内則氣不利而肺受傷矣肝主
恚〻恨怒也恚怒則氣逆而上血不順行蓄積心
胃而不歸養於肝甚則嘔血而肝受傷矣脾受穀
味而主四肢善養脾者調其飲食節其形苟或
飲食不節起居無常脾受傷矣腎惡濕内經曰濕
勝寒季夏腎衰濕能勝腎可知腰乃腎之腑坐濕
則濕易入强力者力不能勝而强勝之也强力則
汗出汗出則玄腑不閉入於水中水從玄腑而入
濕勝則腎傷矣此五者是正經自病也

難經卷一

此與《靈樞》第四篇文大同小異但傷脾一節若作醉入房汗出當風則傷脾不同爾謝氏曰飲食勞倦自有二事飲食得者飢飽失時勞倦者勞形力而致倦急也此本經自病者病由內作非外邪之干所謂內傷者也或曰坐濕入水亦從外得之也何謂正經自病曰此天之六淫也

謂五邪然有中風　肝為風木故風先入肝

傷暑　心為君火暑火之氣也故心受之

飲食勞倦　此言脾之受邪也義見上謝氏脾胃

正經之病得之勞倦五邪之傷得之飲食[illegible]

曰正經自病謂飲食勞倦正傷脾五邪爲病謂飲食勞倦傷脾而病傳各藏中濕亦如之

傷寒　此言肺之受邪也義見上寒金氣也左丘明傳春秋狐突曰金寒是也

中濕　此言腎之受邪也義同上濕水也喜傷腎雨霧蒸氣之類也

此之謂五邪　此五者邪由外至所謂外傷者也

五邪乃他邪所傷非正經自病肝屬木主色而應風邪入五藏爲五色心屬火主臭而應暑邪入五藏爲五臭脾屬土主味欲有節邪入五藏爲五味

肺屬金主聲而惡寒邪入五藏爲五音腎屬水主液而惡濕邪入五臟爲五液五邪者從其類或曰正經自病既言飲食勞倦而五邪之病不宜言飲食勞倦蓋正經自病其飲食勞倦乃傷脾五邪爲病謂飲食勞倦傷脾而病傳各藏中濕亦如之

按上二段分自病五邪甚無別白飲食勞倦傷寒中濕三項即上段語則自病即五邪五邪即自病也豈不混淆蓋上段即靈邪氣藏府病形篇素本病論原文止易數字但靈素並不分自病與五邪故心肝二藏則以憂愁恚怒言餘則皆以六淫之

邪言各舉所重此又一義也若欲分別則內經自有妙義可尋(素)陰陽應象大論云怒傷肝喜傷心思傷脾恐傷腎憂傷肺此真本經自為之證若外感則(靈)九鍼篇云肝惡風心惡熱肺惡寒腎惡燥脾惡濕此言外邪所傷之證豈不鑿鑿可據乃既欲分別而仍只一端不特義例不明並且詞語不順作書者豈嘗或未之思耶抑求而不得其義

假令心病何以知中風得之

此以心經一部設假令而發其例也言心得中風之病也下倣此

然其色當赤何以言之肝主色

見三十四難下同

肝屬木主色而應風邪入五藏為五色

自入為青　自入肝中風也（素問）陰陽應象大論二

肝在色為蒼

入心為赤　心中風也（素）心在色為赤

入脾為黃　脾中風也（素）脾在色為黃

入肺為白　肺中風也（素）肺在色為白

入腎為黑　腎中風也（素）腎在色為黑

故為心邪　故知當赤色也風入於心而為邪也

其病為熱　凡外感之邪先傷營衛故身皆熱又

屬火熱為火邪之象也下同

脇下滿痛其脈浮大而強　脇下肝所居之[illegible]

滿浮大心脈本象弦則肝脈之象也

按自此以下五段乃舉心之受五邪為言餘四臟

可類推也張潔古復演言各臟續增二十條今各

附於各條於經文之下以備參閱列於左

張潔古元素曰假令脾病何以知中風得之其病

色黃何以言之肝主色入脾為黃故知肝為脾邪

當黃色也其病體重脇下滿痛其脈緩而弦

假令肺病何以知中風得之其色白肝為肺邪其

病洒淅寒熱脇下痛其脈澀而弦何以知之肝主

色入肺為白

假令腎病何以知中風得之其色黑肝為腎邪其病瀉如下重腸下痛其脉沉濡而弦何以知之肝主色入腎為黑

假令肝病何以知中風得之其色青其病腸滿其脉弦何以知之肝主色自入為青

何以知傷暑得之然當惡臭　按臭字上以下文推之當有焦字心為火主臭而應臭邪入五藏為焦臭

何以言之心主臭自入為焦臭　自入心傷暑然

火之氣心爲丈也（素）金匱真心論心其臭焦

入脾爲香臭。脾傷暑也香土之氣（素）脾其香臭

入肝爲臊臭。肝傷暑也臊木之氣（素）肝其臭臊

入腎爲腐臭。腎傷暑也腐水之氣（素）腎其臭腥

入肺爲腥臭。肺傷暑也腥金之氣（素）肺其臭腥

故知心病傷暑得之當惡臭。心傷暑自病故惡臭

其病身熱而煩心痛。煩煩燥也火欝而昏亂也邪

在心則痛身熱心火使暑邪也心之證狀爲病也

其脉浮大而散。浮乃心之本脉散則浮大而空

虛無神心之病脉也

假令脾病何以知傷暑得之其臭香心為脾邪其病體重煩心心痛其脈緩而浮大心主臭故入脾為香臭

假令肺病何以知傷暑得之其臭腥心為肺邪其病洒淅寒熱而煩心其脈濇而大心主臭故入肺為腥臭

假令腎病何以知傷暑得之其臭腐心為腎邪其病瀉如下重身熱其脈浮而共心主臭故入腎為腐臭

假令肝病何以知傷暑得之其臭臊心為肝邪其

病脇下痛辛熱甚厥逆而浮心主與肝故入肝爲[illegible]集

何以知飲食勞倦得之然當喜苦味也一本作喜苦下同虛爲不欲食實則欲食滑伯仁曰此二句於上下文無所發明疑錯簡衍文也徐靈胎曰虛則脾氣不能化穀實則尚能消穀故有能食不能食之分蓋風寒暑濕其氣不殊故無虛實之辨若飲食勞倦病因各殊故越人著此二語甚最精細

何以言之脾主味入肝爲酸肝受飲食勞倦之病此蓋陰陽[illegible]家之說肝在味爲酸

入心為苦　心受飲食勞倦之病也（素）心在味為苦

入肺為辛　肺受飲食勞倦之病也（素）肺在味為辛

入腎為鹹　腎受飲食勞倦之病也素腎在味為鹹

自入為甘　脾受飲食勞倦之病也素脾在味為甘

故知脾邪入心為喜苦味也　脾主味心主苦故喜苦

亦為肌熱而體重嗜臥四肢不收　[illegible]

倦外也體重四肢不收以脾主肌肉　[illegible]

其脈浮大而緩　浮大心之本脈緩脾之本脈也

假令脾病何以知飲食勞倦得之　[illegible]

重節痛嗜臥脈緩而大脾主味自入為甘

假令肺病何以知飲食勞倦得之其味辛脾為肺邪其病洒洒淅寒熱體重其脉濇而緩脾主味入肺為辛

假令腎病何以知飲食勞倦得之其味鹹脾為腎邪其病足脛寒而逆體重其脉沉而緩脾主味入腎為鹹

假令肝病何以知飲食勞倦得之其味酸脾為肝邪其病脇下痛體重其脉弦而緩脾主味入肝為酸

何以知傷寒得之然當譫言妄語　據注字當作言也

[illegible]

何以言之肺主聲入肝為呼　肝傷寒也（素）陰陽應象大論肝在聲為呼

入心為言　心傷寒也　鍼（素）心在聲為笑（靈）九鍼篇則云肝主語與此偶別

入脾為歌　脾傷寒也（素）脾在聲為歌

入腎為呻　腎傷寒也（素）腎在聲為呻

自入為哭　肺傷寒也　壹在聲為哭

故知肺邪入心為譫語氣語也　肺為心邪故言譫

其病身熱灑灑惡寒甚則喘咳　肺本寒藏又傷寒則惡寒也肺氣上逆則喘而咳（靈）九鍼篇肺為欬

其脈浮大而濇　浮大心之本　脾濇肺脈之象也
假令肺病何以知傷寒得之　其聲哭　其病洒淅寒
熱　其脈濇　肺主聲　自入為[illegible]
假令脾病何以知傷寒得之　其聲歌　肺為脾邪　其
病體重洒淅寒熱　其脈緩而濇　肺主聲入脾為歌
假令腎病何以知傷寒得之　其聲呻　肺為腎邪　其
病瀉如下重洒淅寒熱　其脈沉而濇　肺主聲入腎
為呻
假令肝病何以知傷寒得之　其聲呼　肺為肝邪　其
病脇痛洒淅寒熱　其脈弦而濇　肺主聲入肝為呼

何以知中濕得之然當喜汗出不可止　此汗為濕可以言之　腎主濕　按四十難云腎主液液亦濕類也（靈）逆調論腎者水藏主津液

入肝為泣　肝中濕也（靈）九鍼論云肝主泣

入心為汗　心中濕也（靈）心主汗

入脾為涎　脾中濕也（靈）脾主涎

入肺為涕　肺中濕也（靈）肺主涕

自入為唾　腎中濕也（靈）腎主唾

故知腎邪入心為汗出不可止也　腎主濕濕化為液汗者人所常有惟不可止乃為腎邪入心也

[illegible]病身熱下腹痛足脛寒而[illegible]腹[illegible]之征足[illegible]
皆然所過之處故畏寒[illegible]濕性亦近寒也
其脈沉濡而大 沉皆脈之象濡濕氣之候則[illegible]
本象也猶木言浮者蓋沉則不浮也
假令脾病何以知中濕得之其液[illegible]爲脾[illegible]
體重足脛寒而逆其脈緩而沉腎主液入脾爲涎也
假令肺病何以知中濕得之其[illegible]腎爲肺[illegible]
寒熱足脛寒而逆其腰濡而沉腎主液[illegible]
也
假令腎病何以知中濕得之其液[illegible]如一[illegible]

難經本

危經寒而逆其脈沉濇至滑食入為喘

假令肝病何以知中濕得之其濕濇腎為肝邪其

脘痛足脛寒而逆其脈緩而沉腎主水入肝木

也

此五邪之法也　結上文大指謂肝病見於色心病見於其脾病見於味肺病見於聲腎病見於液其脈以本藏之脈為主而兼受邪之脈以此類推乎也即張潔古之講讀而推演之之類　據此以一經為主病而以各臟所從來其義雖十難診脈法則以一經為例而餘則舉此推廣使其無所不

貫不特五藏互受五邪鑿然可曉凡百病現證皆當類測此真内經之所未發此義一開而診脉辨證之法至精至密矣是以繼先聖而開來學也

凡陰陽藏府經絡之氣虛實相等正也偏虛偏實失其正也失其正則為邪矣此篇越人蓋言陰陽藏府經絡之偏虛偏實者也由偏實也故内邪得而生由偏虛也故外邪得而入凡此五邪之法審其所在而調之所以知虛實邪正之理也

五十難曰病有虛邪有實邪有賊邪有微邪有正邪何以别之

剪熱者

病之來也各不同邪之名也故不一

然從後來者為虛邪　此亦以五行之義推之也後謂生我者也五行之道生我者體邪挾生氣而來其氣虛也居吾之後而來為邪則難進而易退故為虛邪

從前來者為實邪　前謂我生者也我生者相氣方實也受我之氣其力方旺還而相尅其勢必甚是居吾之前而反為邪故曰實邪

從所不勝來者為賊邪　所不勝尅我者也藏氣本已相制而邪氣挾其力而來殘削必甚故為賊邪

從所不勝來者為微邪　所勝我所勝也藏氣既受制於我則邪氣亦不能深入故為微邪

自病為正邪　自病本藏自感之邪也故曰正邪何以言之假令心病中風得之為虛邪

假心為例以發明上文之義中風肝邪也得之謂因中風而心得病也肝生心所謂從後來者火前木後是也下倣此

傷暑得之為正邪　心為火暑火邪傷暑自病也

飲食勞倦得之為實邪　心生脾也從前而來土跟火後也

難經卷二

傷寒得之為微邪　從所勝而來火勝金即心尅肺也

中濕得之為賊邪　從所不勝而來水尅火即腎尅心也

按此雖因前章五邪之病而辨其所受之輕重也專以心為言亦如前章舉其例而餘可類推也其義與兩經之所無與前章俱為獨創之論且相符明宜通考之

楙（臺）八正神明論曰虛邪者八正之虛邪也　正邪者身形用力汗出腠理開逢虛風也其中人微

邪即虚風乃太乙所居之宫其衝後來者為虚風避正風汗出毛孔開所受之風也其詳見靈九宫八風篇與此所謂虚邪正邪各不同然襲其名而義自别亦無妨也

五十一難曰病有欲得温者有欲得寒者有欲得見人者有不欲得見人者而各不同病在何藏府也然病欲得寒而欲見人者病在府也病欲得温而不欲見人者病在藏也何以言之府者陽也陽病欲得寒又欲見人

紀天錫曰（素問）金匱真言論云府者爲陽陽病熱勝……

[illegible]卷一

則熱有餘而寒不足，故喜寒而惡熱，飲食衣服居處皆欲就寒也。陽主動而散，而應乎外，故欲得見人，陽性好爲聲援也。又欲用寒而奪熱。

藏者陰也。陰病欲得溫，又欲閉戶獨處，惡聞人聲。紀天錫曰：蓋藏者爲陰，陰病寒勝，則寒有餘而熱不足，故喜溫而惡寒，飲食衣服居處皆欲就溫也。陰主靜而藏，而應乎內，故欲閉戶獨處而惡聞人聲，陰性好爲幽默也。又欲用溫以勝寒。

故以別知藏府之病也。

按：蓋陽明脈解論：陽明脈惡人與火，此亦欲是意正相反何也蓋彼指陽一經熱甚而煩悗者言此則統論凡爲藏府[illegible]之大概乃陰陽之正義蓋經則舉其一端而此則言其大體義實無疑也

五十二難曰府藏發病根本等不　此指有形質之病如癥瘕之類故曰根本

然不等也其不等奈何然藏病者止而不移其病不離其處　藏病藏體受傷或藏氣受病也五藏本無出納故病亦常居其所不移動也

丁德用曰藏爲陰陰主静静爲地故止而不移

府病者彷彿賁響上下流行居處無常　府病亦府

受病也彷彿無形質也賁響背動有聲也忽上忽下而無定位蓋六府瀉而不藏氣無常定故其病體亦如此

丁德用曰府爲陽陽主動動象天故上下流行居處無常也

此篇論與五十五難言積聚屬陰陽文義互相發明宜參合觀之

故以此知藏府根本不同也

五十三難曰經言七傳者死間傳者生何謂也七傳依相尅之序不懸過七藏也間傳依相尅之序中間

間一他藏也

然七傳者傳其所勝也間藏者傳其子也

所勝所尅之藏也子所生也

何以言之假令心病傳肺肺傳肝肝傳脾脾傳腎

傳心　以上皆傳所勝之藏

一藏不再傷故言七傳者死也　再傷謂肺復受心

病之傳也七傳謂心病復傳至心已歷六藏至此

共七藏也　紀天錫曰心火傳肺金肺金傳肝木

肝木傳脾土脾土傳腎水腎水傳心火心火受水

之傳一也肺金復受火之傳再也自心而始以次

相傳至肺之再是七傳也故七傳者死一藏不受再傷也

間藏傳一作者傳其所生也　一本無此二句

假令心病傳脾脾傳肺肺傳腎腎傳肝肝傳心是子母相傳周而復始如環無端故曰生也

心欲傳肺而脾者肺之母心之子中間間此一藏則不傳所尅謂母病傳其子也以次相傳心之傳脾仍為相生之藏也　呂廣曰間藏者間其所勝之藏而傳也心傳肺脾間之脾勝腎肺間之肺勝肝腎間之腎勝心　[illegible]

其所生也　按《素問·標本病傳論》曰謹察間甚以意調之間者并行甚者獨行蓋并者並也相並而傳傳其所間如呂廣之說是也獨者特也特傳其所勝如紀天錫之說是也越人之義蓋本諸此詳見本篇及《靈樞》四十二篇但二經之義則以五藏與胃膀胱七者相傳發其例而其篇題皆以病傳為之名越人則以七傳間藏之目推明二經假心為例以見病之相傳若傳所勝至一藏再傷則死若間其所勝是母子相傳則生也尤簡而明

按七傳間傳經文無考《素》五機真藏論云五藏受

氣於其所生傳之於其所勝氣舍於其所生死於其所不勝病乃且必死先傳行至其所不勝病乃死此言氣之逆行也故死下文釋之曰肝受氣於心傳之於脾肝氣舍於腎至肺而死所謂死於所不勝之義乃以所病之藏傳至所不勝之藏而死非此處七傳間傳之說其所謂受氣於所生即亦十難所云從前來者爲實邪也又素標本病傳及靈病傳論皆以傳所勝之藏如心傳肺肺傳肝爲死證然二三藏即死亦無傳遍五藏至七傳而後死之說至於間傳之說素標本病傳篇亦間一藏

此及至四五藏者乃可刺也其所稱間藏之義然
文亦以相尅之序為傳若傳至第二傳則間所尅
之藏為生我之藏三傳則為我生之藏四傳則為
尅我之藏若間此一藏或三四藏而傳此不復傳
乃可刺之也與間傳亦微別

五十四難曰藏病難治府病易治何謂也然藏病所
以難治者傳其所勝也府病易治者傳其子也與七
傳間藏同法也四明陳氏曰五藏藏精而守
則邪之微者不易傳若其氣之入則必深而
病深故病難治雖或至於死若六府為轉輸傳化

者其氣常通况膽又清淨無處雖邪入之終難深留故府病易治也[illegible][illegible][illegible][illegible][illegible]越人之意推之則藏病難治者以傳其所勝也府病易治者以傳其所生也雖然此特舉其一偏而言爾其實藏病傳其所生亦易治府病傳其所勝亦難治也故龐安常云世之醫書惟扁鵲之言為深所謂難經者也越人寓術於其書而言之有不詳者使後人自求之與今以此篇詳之龐氏可謂得越人之心者矣按此段不特與經不悖即與前篇亦相矛盾焉病傳篇有肝傳脾脾傳胃胃傳腎腎傳膀胱等語

况藏腑亦有互相傳，卷前篇云脾傳肺，肺傳腎，是藏亦有傳子者，今乃云藏病傳所勝，腑病傳子，其義安在？蓋藏病深而府病淺，以此分難易，最為明確，否則俱屬支離也。

五十五難曰：病有積有聚，何以別之？然：積者，陰氣也；聚者，陽氣也。陰邪積而成積，陽邪聚而成聚也。故陰沉而伏，陽浮而動。此言積聚之象也。沉伏，陰之體，象地而不動；浮動，陽之體，象而轉運。氣之所積名曰積，氣之所聚名曰聚。此明積聚之所由名也。積者，積漸而成；聚者，凝滞未散。積則有

難經卷二

物聚則無形也

積者五藏所生聚者六府所成也　此又明積聚之
所由生也藏屬陰陰主靜故陰氣積於内而成積
府屬陽陽主動故陽氣聚於外而成聚各從其類
也

積者陰氣也其始發有常處　言有定位也積之病
肝左脇肺右脇心臍上腎臍下脾居中各有常處
也揚玄操曰積蓄也言血脈不行蓄積而成病也
其痛不離其部　其部積所起之地痛不越其本位
上下有所終始左右有所窮處　言其形之長短大

不可移换也上下积之上下终始起止无处不该
之左右两旁也。若积处积形止蓄之处，而痛所止处
是谓阳气也。其始发无根本，任聚上下无定，溢而
[illegible]无常处，谓之聚。其痛亦无定位也。
以此是以知积聚也。 盖其痛沉伏而不离其处，因
盖阳运动而无所留止，知其名之积聚也
所以在因渐成而后，初亦未觉，渐以滋长，日积月
累是也。聚者聚之或[illegible]与积气偏燥，忽起忽散，
义以与五十二难意同。
[illegible]积聚二字[illegible]脏腑明晓，然[illegible]

經者成一綫，不必合併而章也。

難曰：五藏之積，各有名乎？以何月何日得之？

然。肝之積名曰肥氣。其氣肥盛，如肉肥盛之狀也。在左脇下，如覆杯。蓋謂肝之積，覆杯本大末小，肝木之象也。

有頭足。頭足一處，二葉成歧是也。

久不愈，令人發欬逆痎瘧。欬逆是厥陰之別貫膈，上注肺，肝病欬頭中痛而逆之，肝病上衝於肺乘。以性木間日一發為痎瘧，連日發為寒熱之病狀。然而寒熱累皆瘧，亦在肝為風瘧也，抑以瘧為

寒熱病多屬少陽肝與之爲表裏故云左脇肝之部也

連歲不已　言病入深而無已時也

以季夏戊己日得之　季夏時令屬土戊己日干屬土下倣此

何以言之肺病傳肝　所謂藏病傳其所勝也下倣此

肝當傳脾脾季夏適王　脾當時之旺令也

王者不受邪　言邪不能傷

肝欲復還肺肺不肯受　肝本來不能勝肺餘下倣

難經八一　五十五

此故留結為積　邪氣結聚於肝也
故知肥氣以季夏戊己日得之
心之積名曰伏梁　橫亘如屋梁而伏處也伏而不
動如梁木然
起臍上大如臂上至心下　臍上至心下皆心之分
也
久不愈令人病煩心　煩心火鬱之狀也
以秋庚辛日得之　秋王金庚辛金日也
何以言之腎病傳心　心當傳肺肺以秋適王
王者不受邪心欲復還腎腎不肯受故留結為積　故

知伏梁以秋庚辛日得之

按靈樞經筋篇手少陰之筋其病內急心承伏梁其成伏梁吐膿血者死不治觀此數語亦指為心之病但不明言其狀素問腹中論云病有少腹盛上下左右皆有根病名曰伏梁久下膿血居腸胃之外不可治或云胃脘內癰然居臍上為逆居臍下為從又曰人之身體髀股䯒皆腫環臍而痛病名伏梁此風根也其氣溢於大腸而著於肓肓之原在臍下故環臍而痛上不可動之動之為水溺濇之病觀此則伏梁又不屬心乃大臟腫如腸胃之類

其曰風根則風蠱所結又不必以秋日得之然人所云痹此始同名而異病

脾之積名曰痞氣　痞否塞不通也在胃脘覆大如盤　胃脘中焦之地脾之分也久久不愈令人四肢不收　脾主四肢不收邪氣聚而正氣不運也

發黃疸　黃胆皮膚爪目皆黃色濕熱病也脾有積滯則色徵於外也　素平人氣象論面黃赤安卧者曰黃疸又曰目黃者曰黃疸

飲食不爲肌膚　脾主肌肉不能布其津液則不爲

肌膚也即王叔和云食不作肌膚也
以冬壬癸日得之何以言之　壬癸水也又冬屬水
也
肝病傳脾脾當傳腎腎以冬適王王者不受邪脾欲
復還肝肝不肯受故留結為積故知痞氣以冬壬
癸日得之
肺之積名曰息賁　賁奔同義息奔迫也又曰息賁
或息或賁也或謂藏病止而不移今肺積或息或
賁何也然或息或賁則居處無常如府病也特以
肺主氣故其病有時而動為還腎亦主氣故賁豚

亦然

在右脇下　別之部位

覆之如杯久不已令人洒淅寒熱　肺主皮毛故皮膚洒淅寒熱也

喘欬發肺壅以春甲乙日得之　壅臃腫脹肺主氣故也

何以言之心病傳肺肺當傳肝肝以春適王王者不受邪肺復欲還心心不肯受故留結爲積故知爲息賁以春甲乙日得之

按靈經筋篇手太陰之筋其病當所過者支轉筋痛

痛甚成息賁脇急吐血則亦以息賁為肺之病也

又云手心主之筋其病當所過者支轉筋前及胸

痛息賁則又以息賁屬臟絡之病（素）陰陽別論言

二陽之病發心脾有不得隱曲女子不月其傳為

風消其傳為息賁死不治是亦以息賁為心病所

傳與此心傳肺之病義亦符合

腎之病名曰賁豚　其狀如豚之奔突也

發於小腹上至心下　少腹腎之分至心下言上則

至心而止非謂其大至心也下文自明

若豚狀　賁突不常定言其躁動若豚性也

或上或下與時久不已令人喘逆　是少陰之支從肺出絡心注胸中是腎氣上衝故喘逆（素逆調論）

腎主臥與喘

骨痿少氣　腎主骨故骨痿下焦不能納氣故少氣

以夏丙丁日得之何以言之脾病傳腎腎當傳心心以夏適王王者不受邪腎復欲還脾脾不肯受故留結為積故知賁豚以夏丙日得之

按傷寒論太陽中篇云發汗後臍下悸者欲作賁豚又云燒針令其汗針處被寒核起而赤者必發賁豚此似卒然之病與此處異（金匱要畧）云奔豚

痛從少腹起上衝咽喉發作欲死復還止者從驚恐得之其說與此相近而其所載方內亦引傷寒論一條文則以此病得之久而不已時發作爲卽爲腎之積爲難治也因外感誤治而驟之非腎之積爲易治蓋病形同而病因異也

此五積之要法也

結上文言五積之源乃要法也

設五藏之積受病各殊藏氣雖有衰旺然四時皆能成病此固不必拘泥但以時令生尅及病情傳變之理推之則當如此存之以備一說可也

此難但言藏病而不言府病者紀氏謂以其發無常處也　楊氏謂六府非相傳行如五藏之傳也滑伯仁曰或謂天下之物理有感有傳感者情也傳者氣也有情斯有感有氣斯有傳今夫五藏之積特以氣之所勝傳所不勝云爾至於王者不受邪是固然也若不勝者反欲還所勝所勝不納而留結爲積則是有情而爲感矣且五藏在人身乎各有一物猶耳司聽目司視各有所職而不能思非若人之感物則心爲之主而乘氣機者也然則五藏未各能有情而感乎曰越人之意蓋以五行

其[illegible]宜思識[illegible]之一[illegible]者若深[illegible]歟[illegible]尊[illegible][illegible]心能真情感亦不世論其還不還無其心然否也請看但以所勝傳其春及之者不覺都遺留結甚精觀之則了以解意念而思過半矣　或又問予言情感氣傳先儒之言則曰形交氣感是又氣能感矣於吾子之言何如　曰先儒之說雖曰氣感由形交也形指人身而言所以感之然也

五十七難曰泄凡有幾皆有名不然泄凡有五其名不同有胃泄有脾泄有大腸泄有小腸泄有大瘕泄泄之不同固有是五者之名其因無起於脾胃

難經卷二　下

之濕。叔和云濕多成五泄是也。五泄之目下文詳之。

名曰後重。此句專指大瘕泄而言，蓋腎邪下結，氣壅不升故也。

胃泄者，飲食不化，色黃。胃主納飲食，氣虛不能運，不待脾藏消磨經傳大腸而出，則泄。黃者，胃土之正色也。因邪客於胃，胃之下口不固，直趨而下也。

脾泄者，腹脹滿，泄注，食即嘔吐逆。脾主磨化飲食，不能化則脹滿泄注。有聲無物為嘔，有聲有物為吐。脾弱不能消穀，則反[illegible][illegible]難食，即嘔吐而上逆。

腸泄者食已窘迫大便色黃腸鳴切痛腸虛氣不能攝故胃氣方實即迫注於下窘迫不及少待也大腸屬金故色白虛寒相薄氣不和嘈故鳴而痛謝氏曰此腸寒之證也

小腸泄者溲而便膿血少腹痛　每遇小便則大便膿血亦隨而下蓋其氣不相攝而直達於下故前後相連屬小便甚利而大便亦不禁也又小腸屬火與心為表裏心主血故血亦受病而為膿血也小腸之氣下達膀胱近少腹故少腹痛也

大瘕泄者裏急後重數至圊而不能便莖中痛

瘕結也大瘕邪氣結於下成癥瘕而不散謂固有凝結而成者裏急謂腹內腸氣急迫後重謂肛門下迫重墜惟裏急故數至廁惟後重故不能便出瘕結不散之故也大便氣不能達則邪氣移於小便故莖中痛小便亦不利也

謝氏謂小腸大瘕二泄今所謂痢疾也內經曰腸澼故下利赤白者灸小腸俞是也穴在第十六椎下兩旁各一寸五分累驗

四明陳氏曰胃泄即飧泄也脾泄即濡泄也大腸泄即洞泄也小腸泄謂凡泄則小便先下而便血

即血泄也，大瘕泄即腸澼也。

此五泄之要法也。按此節分别病情明晰精當極。大椿云：其小腸、大瘕二泄，即後世所謂痢疾；前三者則飧泄之類也。

五十八難曰：傷寒有幾？其脈有變不（音否）？

滑伯仁曰：變當作辨，謂分别其脈也。

然：傷寒有五，有中風，有傷寒，有濕溫，有熱病，有溫病，其所苦各不同。

傷寒統名也，下五者，傷寒之分證也。

按王叔和編次仲景《傷寒論·略例》云：中（而）即病者，名因傷寒不即病者寒毒藏於肌膚至春變為溫病至夏變為暑病暑病者熱極重於溫也又前四篇先序痙濕暍三症痙則傷寒之變證暍即熱病濕即此篇所謂濕溫也又傷寒論太陽上篇亦首舉中風傷寒溫病證脈各異之法素熱病論云今夫熱病者皆傷寒之類也又云凡病傷寒而成溫者先夏至日為病溫後夏至日為病暑則此五者之病古人皆謂之傷寒與難經淵源一轍後世俗學不明其故遂至聚訟紛紛終無一是是可慨也其詳須讀熱病論及傷寒論自知之

紀氏曰汗出惡風者謂之傷風無汗惡寒者謂之傷寒一身盡疼不可轉側者謂之溼溫 冬傷於寒至夏而發者謂之熱病 非其時而有其氣一歲之中病多相似者謂之溫病

中風之脉陽浮而滑陰濡而弱　上文言傷寒之目此言其脉之辨也陰陽字皆指尺寸而言陽陽經之脉陰陰經之脉浮滑陽脉之象風為陽邪故浮滑在陽經也傷寒論云太陽之為病脉浮又云浮則為風靈邪氣藏病形篇云滑者陽氣盛微有熱又素平人氣象論云脉滑曰病風陽盛則陰虛故

陰脈濡而弱也

濕溫之脈陽濡而弱陰小而急　濕熱傷陰故陽脈則無氣而濡弱陰脈則邪盛而小急也　按此二句疑在傷寒之脈二句下

傷寒之脈陰陽俱盛而緊濇　寒邪中人營衛皆傷故陰陽俱盛緊者陰脈之象傷寒論云脈陰陽俱緊者名曰傷寒又曰諸緊為寒濇者血氣為寒所凝不和利也（靈）邪氣藏府病形篇濇者多血少氣微有寒

熱病之脈陰陽俱浮　陽氣盛故脈俱浮（金匱要略）

四至脈則濁

浮之而滑沉之而濇　浮之謂浮取之也沉之謂沉取之也滑則陽盛於外散濇則陰衰於內也

病之脈行諸經不知何經之動也各隨其經所在而取之　言溫病所中之經不一病在何經則脈亦見於所中之經也楊氏曰溫病乃是疫癘之氣非冬感於寒至春變爲溫病者散行諸經故不可預知臨病人而診之知在何經之動乃隨而治之

按溫病所見何脈越人無明文宜以傷寒論補之如云風溫爲病脈陰陽俱浮是也至於溫病之發

耳叔和傷寒例有變爲溫瘧風溫溫毒溫疫等名詳錄證亦可參考

謝氏曰仲景傷寒例云冬時嚴寒萬類收藏君子固密則不傷於寒觸冒者乃名傷寒耳其傷於四時之氣皆能爲病以傷寒爲毒者以其最成殺厲之氣也中而即病者名曰傷寒不即病者寒毒藏於肌膚至春變爲溫病至夏變爲暑病暑病者熱極重於溫也又曰陽脈浮滑陰脈濡弱更遇於風變爲風溫今按仲景例風溫與難經中風脈同所言異詳風溫溫毒溫疫即溫病也人言其機而兼

詳仲景則發其秘而條其脈可謂詳矣
龐安常傷寒論云難經載五種傷寒言溫病之脈
行在諸經不知何經之動隨其經所在而取之據
難經溫病又是四種傷寒感異氣而變成者也所
以王叔和云陽脈浮滑陰脈濡弱更遇於風變成
風溫陽脈洪數陰脈實大更遇溫熱變為溫毒溫
毒為病最重也陽脈濡弱陰脈弦緊更遇溫氣變
為溫溫脈陰陽俱盛重感於寒變為溫瘧斯乃同
病異名同脈異經者也所謂隨其經所在而取之
者此也龐氏此說雖不同難經同然亦自一義例

但傷寒例言温疫而無濕温叔和言濕温而無温疫此亦異耳

傷寒有汗出而愈下之而死者有汗出而死下之而愈者何也汗出謂發其汗也下之謂攻其裏也

然陽虛陰盛汗出而愈下之即死陽盛陰虛汗出而死下之而愈

受病為虛不受病者為盛唯其虛也是以邪湊之唯其盛也是以邪不入即外臺所謂表病裏和裏病表和之謂指傷寒傳裏者而言之也表病裏和為陽虛陰盛邪在表宜發汗汗之可也若反下之

表邪不除裏急復奪引邪入裏矣裏病秘為陽盛
陰虛邪入裏宜急下下之可也若反汗之裏邪不
退表𨇾復奪兼虛其表矣故二死所以然者汗能
亡陽下能損陰也此陰陽字指表裏言之經曰誅
伐無過命曰大惑此之謂歟
按傷寒例亦有陽盛陰虛汗之則死下之則愈陽
虛陰盛汗之則愈下之則死之文諸家釋之不一
其說成無已註則以陽邪乘虛入府為陽盛陰虛
陰邪乘表虛客於榮衛為陽虛陰盛（外臺秘要及
劉河間傷寒直格俱以不病者為盛病者為虛（害

人盡以內外俱熱為陽盛陰虛，內外俱寒為陽虛陰盛。惟王安道溯洄集則以寒邪在外為陰盛可汗，熱邪內熾為陽盛可下，此說最為無弊。若不病者實病者為虛之說，與表病裏和裏病表和之說相近，但虛實二字，其義終未妥也。

寒熱之病候如何也　寒熱指忽寒忽熱者言，候之言候其病何處也。

然從寒熱者皮不可近席毛髮焦鼻槁不得下　寒熱在皮，邪之中人最淺者也。邪氣在皮，故不能著物也。肺主皮毛，開竅於鼻，故皮有邪則毛髮焦乾。

而鼻槁藁不濡也不得汗營衛不和也

肌寒熱者皮膚痛唇舌藁無汗

皮之肉則肌肉也肌肉之邪由皮膚而入故痛脾

主肌肉開竅於口故肌有邪則唇舌皆受病也湊

理緊閉故無汗也

骨寒熱者病無所安汗注不休齒本藁痛

骨受邪則病最深一身筋脈無有是處故一身之

中無所得安也腎主骨又主液蓋為骨之餘故腎

病則腎液泄而為汗齒槁槁而痛也

按此疑不得與瘧寒同列一難之中寒熱之病

自是難病不傳經之證故靈樞另列寒熱病爲篇目而詳其對證與非上文傷寒之類可知不知者人以類而旁及之耶若即以爲傷寒之寒熱則大誤矣

靈寒熱論篇云皮寒熱者不可附席毛髮焦鼻槁腊不得汗取三陽之絡以補手太陰肌寒熱者肌痛毛髮焦而唇槁腊不得汗取三陽於下以去其血者補足太陰以出其汗骨寒熱者病無所安汗注不休齒未槁取其少陰於陰股之絡齒已槁死不治 滑伯仁曰此蓋内傷之病因以類附之處隱

肉傷外傷之謂其兆於此乎

徐大椿云按此段即內經原文而骨寒熱一條刪去數字經文云蓋未枯可治已槁死不治可見此證原有輕重之別今竟云齒本槁痛則骨寒熱止有死證而無生證矣此等乃生死關係大義豈容脫落譌漏若此

二十九難曰狂癲之病何以別然一本病字作之始發也臥而不飢

始發未成之時也狂屬陽陽氣不入於陰故少臥陽氣并於上故不飢

自高賢也自辯智也自倨貴也　三者當狂之意也善笑好歌樂妄行不休是也　三者狂之態也狂者陽發於陽陽性動散而常有餘故其狀如此

癲疾一作痛始發意不樂　癲之意也意屈故不樂僵直視一本作視僵仆直　痛之態也癲為陰發於陰陰性靜結而常不足故其狀如此

其脈三部陰陽俱盛是也　此總上二者而言謂狂發於陽為狂則三部陽脈俱盛發於陰為癲則三部陰脈俱盛也

按靈樞癲狂篇論癲狂之證及針灸之法用藥然

經為詳備此驗所引特經中之一二證並無二者之疾其病形止此三四端也細考經文自明此又掛一漏

滑伯仁曰二十難中重陽者狂重陰者癲脫陽者見鬼脫陰者目盲四句當屬於此重陽至陰於以再明上文陰陽俱盛之意又推其極至脫陽脫陰則無與於重陽重陰無義陰盛而極陽之脫也鬼為無陰之物故見之陽盛而極陰之脫也一水不能勝五火故目盲四明陳氏曰氣并於陽則為重陽并於陰則為重陰脫陽見鬼氣不守也脫陰目

青血不榮也

六十難曰：頭心之病，有厥痛，有真痛，何謂也？

厥逆也，氣逆而痛也。厥痛，厥頭痛、厥心痛也。真痛，真頭痛、真心痛也。

然：手三陽之脈受風寒，伏留而不去者，則名厥頭痛；

手三陽，小腸、大腸、三焦也。蓋手之三陽從手走頭，故風寒留滯則頭痛也。

入連在腦者，名真頭痛。

入連在腦，邪進入於腦，不在經而在腦，故曰真。

真頭痛，甚腦盡痛，手足青至節，死不治。蓋腦髓海，真氣之所聚，卒不受邪

外受邪則死

真心藏氣相干名厥心痛　襍干謂藏有傷脈邪乘於心也靈樞載厥心痛凡五胃心痛腎心痛脾心痛肝心痛肺心痛皆五藏邪氣相干也

真心痛甚但在心手足青者即名真藏痛其真心痛者旦發夕死夕發旦死

但在心言無別藏相干也手足青寒邪犯君主之位血氣變也靈樞云真心痛手足青至節心痛甚為真心痛心為君主之官故邪犯之即不治也又邪客篇少陰者心脈也心者五藏六府之大主也

精神之所舍也其藏堅固邪不能容容之則心傷心傷則神去神去則死矣

滑氏不義其真心痛者真字下當欠一頭字蓋臟文也手足青之青當作清冷也

桂靈厥病篇厥頭痛之病有數證其治法或取陽經或取陰經則非獨三陽之受病可知若云[illegible]之陽而傳及他經則得矣至真頭痛經文當手足寒至節死不治正同至厥心痛之證經文[illegible]肝肺五種心痛之證病形各殊亦不得云五臟者蓋胃府不得稱藏若心自干心則是真心痛矣

不在厥心痛之列，亦當如經文明著其證，衍得數望下語，使經文反晦也。

六十一難曰：經言望而知之謂之神。望謂望病人之五色而知其病之所在，神聖而不可知之謂。

聞而知之謂之聖。聞謂聞病人之聲也，[illegible]聲之至於甚樹者也，亦大而化之之謂聖。

問而知之謂之工。問謂問病人之所志及其愛憎喜好也，工專精之謂。

切脉而知之謂之巧。切脉之法詳靈素及前諸難，以巧心靈變而難而易者謂之巧。

叢[illegible]卷一

不清也　按（靈）邪氣藏府病形篇云見其色知其病命曰明按其脉知其病命曰神問其病知其處命曰工與此不同未如越人何所本也

然望而知之者望見其五色以知其病　五色之五藏所見之色也素問五藏生成篇曰色見青如草兹者死黄如枳實者死黑如炲者死赤如衃血者死白如枯骨者死此五色之見死者也青如翠羽者生赤如雞冠者生黄如蟹腹者生白如豕膏者生黑如烏羽者生此五色之見生者也生於心欲如以縞裹朱生於肺欲如以縞裹紅生於肝如欲以

縞裹紺生於脾欲如以縞裹栝樓實生於腎欲如以縞裹紫此五藏生色之外榮也(靈)五色篇曰青黑為痛黃赤為熱白為寒又曰赤色出於兩顴大如拇指者病雖小愈必卒死黑色出於庭大如拇指必不病而卒又七十四篇曰診血脈者多赤多熱多青多痛多黑為久痹多黑多赤多青皆見者為寒熱身痛面色微黃齒垢黃爪甲上黃黃疸也又如驗產婦面赤舌青母活子死面青舌青沫出母死子活唇口俱青子母俱死之類也

秦氏曰五藏之色見於面者各有部分以應相生

賴望之候察之以知其病也

聞而知之者聞其五音以别其病　五音五藏所發之音也又五藏之音爲宮商角徵羽詳盡焉否

明明潘氏曰五藏有聲而聲有音肝聲呼音應角調而直音聲相應則無病角亂則病在肝心聲笑音應徵和而長音聲相應則無病徵亂則病在心脾聲歌音應宮大而和音聲相應則無病宮亂則病在脾肺聲哭音應商輕而勁音聲相應則無病商亂則病[illegible]腎聲呻音應羽沉而深音聲相應則

無病羽獸則病在腎　袁氏曰聞五藏五聲以應清濁或互相勝負或其音斷續之類引其病也

此一節當於（靈）陰陽應象大論金匱真言論（靈）九鍼篇諸篇言五藏聲音及三十四難云云求之則聞則其聲足以別知其病也

問而知之者問其所欲五味以知其病所起所在也

五味五藏所喜之味（靈）師傳篇臨病人問所便所起病之所由生所在病之所留處也如（靈）九鍼篇云肝惡風心惡熱氣并於肝則憂并於心則喜之

之類是也又如五味篇曰五味入口各有所走各有所病酸走筋多食之令人癃鹹走血多食之令人渴辛走氣多食之令人洞心辛與氣俱行故辛入心而與汗俱出苦走骨多食之令人變嘔甘走肉多食之令人悗（音悶）心推此則知問其所欲五味以知其病之所起所在也　袁氏曰問其所欲五味中偏嗜偏多食之物則知藏氣有偏勝偏絕之候也

切脉而知之者診其寸口辨其虛實以知其病在何藏府也　別其何藏府之脉象則知其病在何藏

府也診寸口即第一難之義視虛實見六難并四十八難王叔和脉法讚曰脉有三部尺寸及關榮衛流行不失衡銓腎沉心洪肺浮肝弦此自常經不失銖分出入升降漏刻周旋水下二刻脉一周身旋復寸口虛實見焉此之謂也

經言以外知之曰聖以內知之曰神此之謂也外視色聞聲內問欲切脉也神微妙聖通明也又總結之言神聖則工巧在內矣

按醫問以望聞為神聖今引經以望聞為聖以問切為神又失工巧二諸集引經語亦無考未詳何

故又按關闕之法兩經言之多端今止以五音五味為言義亦未備　按自四十八難至此皆論虛實邪正傳變生死之道

六十二難曰藏井滎有五府獨有六者何謂也

五謂井滎俞經合也　六謂井滎俞原經合也其六詳靈樞本輸篇

然府者陽也三焦行於諸陽故置一俞一作腧名曰原

所以一本無所以字府有六者亦與三焦共一氣也

諸陽經也俞穴也靈本輸篇以所過之穴為原焉三焦所行者遠其氣所流聚之處五穴不足以盡

之故別置一穴名曰原也與一氣諸所行者謂□
非謂原氣皆出於三焦也其詳備見于六十六難
六十三難曰十變言五藏六府滎合皆以井為始者
何也（一本有請字）
凡經穴起止其次第先井次滎次俞次經次合故
云以井為始
然井者東方春也萬物之始生諸蚑（音岐）行喘息
蜎飛蠕動當生之物莫不以春生故歲數始於春
日數始於甲故以井為始也 十二經所出之穴
皆謂之井而為滎俞之始者以井主東方木水非

春也（靈本論篇）以井屬木，故於時配春也。萬物發生之始，諸蚑蛸行喘者，息喘息言有氣以息，謂蠉飛氣也。以徐洪傳作跂行喙息，義尤明白。蜎者蟲蠕者動，蚑蛸蠕皆蟲行之狀，俱蟲豸之屬，一歲一生之物，凡營生之物皆以春爲生。此以生物之理喻人之血氣亦然也。是以歲之數則始於春，日之數則始於甲，甲亦屬木，言歲與日皆始於木。以六物皆然，而人之榮合所以始於井也。馮氏曰：井合猶之井泉源之所出也。四明陳氏曰：經穴之多所生則自井始，而流滎注俞過經，入合，故以萬物不歲數日數之始爲[illegible]也按靈樞以爲藏之井皆屬木府之井則皆屬金即下節亦明言之本經總譯五藏六府之井皆屬水則倍倍者背也經語且與下文亦相矛盾若云惟藏之井屬木而府不與焉則府之亦始於井而又不屬木義當何居下語殊謬矣

甚

六十四難曰十變又言陰井木陽井金陰滎水陽滎水陰俞一作土陽俞木陰經金陽經火陰合水陽合土陰陽皆不同其意何也

陰陽者陰經陽經也藏屬陰故曰陰井陽井也

陽十二經起於井穴陰井為木故陰井木生陰滎火陰滎火生陰俞土陰俞土生陰經金陰經金生陰合水陽井為金故陽井金生陽滎水陽滎水生陽俞木陽俞木生陽經火陽經火生陽合土當讀五行相生之序也

注（靈）本輸篇藏井屬木府井屬金各有明文其餘滎俞所屬俱無明文不知難經所本何書抑推測而得之者耶自此以後針灸家遂相祖述矣又按六府又多一原穴其五者屬五行原穴與俞相近宜同屬木蓋所注為俞所過為原義亦相似也

然是剛柔之事也陰井乙木陽井庚金陽井庚庚、屬乙之剛也陰井乙乙者庚之柔也乙為木故言陰井木也庚為金故言陽井金也餘皆倣此

此乃剛柔配合之道也井滎俞經合在陽經為剛在陰經為柔也乙為陰木為柔庚為陽金為剛即乙庚之相配也十干所以自乙庚而言者蓋謂藏府穴皆起於井而陰脈之井始於乙木陽脈之井始於庚金故自乙庚而言剛[illegible]木剛柔相合為夫婦也其餘滎俞經合五行之理皆倣此推諸陰滎丁火陽滎壬水皆以此而言依

例推之

丁德用曰剛柔者謂陰井水陽井金庚金為剛乙木為柔乙與庚合陰滎火陽滎水壬水為剛丁火為柔丁與壬合陰俞土陽俞木甲木為剛己土為柔以甲與己合陰經金陽經火丙火為剛辛金為柔丙與辛合陰合水陽合土戊土為剛癸水為柔戊與癸合蓋五行之道相生者母子之義相剋者相制者夫婦之類然夫道皆剛婦道皆柔自然之理大言之陰與陽小言之夫與婦之姓為十干配合是也易曰分陰分陽迭用柔剛其是之謂歟

按此段言陰陽配合之道義頗精當

六十五難曰：經言所出為井，所入為合，其法奈何？

詳靈本輸篇，如肺出於少商為井，入於尺澤為合是也。此以經穴流注之始終言也。

然：所出為井，井者，東方春也，萬物之始生，故言所出為井也。所入為合，合者，北方冬也，陽氣入藏，故言所入為合也。

張靜齋曰：井者，出泉之處，涓涓不絕，而無有餘不足也。合者，聚會之處，如水歸海，從淺入深也。東方乃四方之始，春乃四時之始，井乃滎俞經合之始

難經六十

錢曰井者東方春也井屬東春爲木令之始萬物當春而始生經水始出所以謂之井也北方乃四方之終冬乃四時之終合乃井滎俞經之終故曰合者北方冬也合屬水冬爲水令之故陽氣於冬而伏藏經水所入所以謂之合也此以時令之所屬配之經穴以明出入二字之義亦與前六十三難義同

六十六難曰經言肺之原出於太淵心之原出於大陵肝之原出於太衝脾之原出於太白腎之原出於太谿少陰之原出於兌骨膽之原出於丘墟

之原出於衝陽三焦之原出於陽池膀胱之原出
於京骨大腸之原出於合谷小腸之原出於腕
太淵在手掌後橫文頭陷中是脉之大會手太
之脉動也太陵在掌後兩筋間陷是太衝在[illegible]
指本節後二寸太白在足大指後內側核骨下陷
中太谿在足內踝後五分跟骨上動脉陷中兑骨
在手掌後兑骨端陷中一名神門乃少陰真心經
也太陵心包絡脉之原凡心病皆在包絡或冬藏
俞下真心（指包絡）不病病則死真心故不施治今亦有治
法者外經之病也丘墟在足外踝微前陷中衝陽

在足跗上去陷谷三寸又云去内庭五寸高骨間動脈陽池在手表腕上陷者中京骨在足小指外側本節後大骨下赤白肉際陷中合谷在手大指次指岐骨間陷中腕骨在手小指外側腕前起骨下陷中十二經之腧三焦由此腧以行氣三焦由此腧以流止也三焦所行氣之腧而為原者由臍下腎間動氣為人生命也手足三陰三陽之原本三焦者始於腎間故名為原也三焦乃原氣之別使主通行上中下焦之氣也亦焦稟原氣原氣者即真元之氣也上達至於中焦主受五藏六府水穀精悍

之氣也化而為營衛營衛之氣得真元之氣相合主氣通行達於上焦始經歷五藏六府也原者非三焦之實名乃三焦之尊號也故以三焦所留止之處輒以為原若五藏六府之有病皆取其原穴以治之正所謂治病必求其本也

滑伯仁曰肺之原太淵至腎之原太谿見靈樞九針十二原篇其本輸篇曰肺之俞太淵心之俞太陵肝之俞太衝脾之俞太白腎之俞太谿膀胱之俞束骨過於京骨為原膽之俞臨泣過於丘墟為原胃之俞陷谷過於衝陽為原三焦之俞中渚過於

陽池為原小腸之俞後谿過於腕骨為原大腸之
俞三間過於合谷為原蓋五藏陰經止以俞為原
六府為陽既有俞仍別有原或曰九鍼十二原篇
以太陵為心之原難經亦然而又別以兑骨為少
陰之原諸家針灸書並以太陵為手厥陰心主之
俞以神門在掌後兑骨之端者為心經所注之俞
似此不同者何也按靈樞邪客篇曰少陰無俞心不
病乎岐伯曰其外經病而藏不病故獨取其經於
掌後兑骨之端也其餘脉出入屈折其行之疾徐
皆如手少陰心主之脉行也又本輸篇曰心出於

中衝溜於勞宮注於太陵行於間使入於曲澤手少陰也（按中衝以下並手心主經俞靈樞直指爲手少陰而手少陰經俞不别載也）又靈樞繆刺論篇曰刺手心主少陰兑骨之端各一痏立已又氣穴篇曰藏俞五十穴王冰注五藏俞惟有心包經井俞之穴而亦無心經井俞穴又七十九難曰假令心病瀉手心主俞補手心主井詳此前後各經文義則知手少陰與心主同治也

按太陵乃手厥陰心主之穴而此以爲心之原者何也靈樞九針十二原篇云陽中之太陽心也其原

出於太陵邪客篇云少陰獨無俞何也曰心者五藏六府之大主也精神之所舍也其藏堅固故諸邪之在於心者皆在於心之包絡此太陵所以為心之原也其取神門則又有說邪客篇云少陰獨無俞者不病乎曰其外經病而藏不病故獨取其經於掌後銳骨之端即此所謂兑骨也然此乃治病取穴之法而兑骨並非少陰之原也今乃以太陵為心之原又以兑骨為少陰之原心即少陰也如此則少陰不但有俞且有兩俞矣何弗深考也

又按靈本輸篇云心出於中衝為井水溜於勞宮

為滎注於太陵為俞行於間使為經入於曲澤為合此皆手厥陰之穴而經以為心所出入之處若厥陰本經經文反不指明井滎等穴則手少陰之俞即手厥陰之俞可知至甲乙經始以少陰本經之少陰為井少府為滎神門為俞靈道為經少海為合至此而十二經之井滎乃備然此乃推測而定靈樞素之所無也今以兑骨為少陰之原此甲乙經之所本也

十二經皆以俞一作腧為原者何也

按此又錯中之錯靈樞輸為五藏止有井滎俞經

難經本[illegible]

合六府則另有一原穴，然則五藏以俞為原，六府則俞自俞而原自原，皆字何著？至以俞為原之說，則本靈九針十二原篇云：五藏有疾，當取十二原。陽中之少陰肺也，其原出於太淵，太淵二。陽中之太陽心也，其原出於太陵，太陵二。陰中之少陽肝也，其原出於太衝，太衝二。陰中之至陰脾也，其原出於太白，太白二。陰中之太陰腎也，其原出於太谿，太谿二。膏之原出於鳩尾，鳩尾一。肓之原出於脖胦，音孛英，即下氣海，一名下肓。在臍下一寸半，任脈穴。脖胦一。凡此十二原者，主治五藏六府之有疾者也，則十二原穴各[illegible]藏不指府，共十二穴，非謂十二經之原也。亦其所指太淵至大谿十穴，即靈本輸篇所謂俞穴。蓋五藏有俞無原，故曰以俞為原，豈可概之六府，何其弗深考也。

然：五藏俞（一作十二）腧者，三焦之所行，氣之所留止也。十二經皆營衛為之流行，三焦者營衛之所由發，營衛所留止之處，即三焦所留止之處也。

然：所行之俞為原者，何也？言何以三焦之所留，即名為原也。

然：臍下腎間動氣者，人之生命也，十二經之根本也。

故名曰原　此即三十六難所云命門乃三焦原

所本也詳三十六難中

三焦者原氣之別使也主通行三氣經歷於五藏六

府原者三焦之尊號也故所止輒為原五藏六府

之有病者皆取其原也

言腎本原氣分行諸經故曰別使三氣三焦有上

中下三者之氣也通行三氣

紀元曰下焦稟真元之氣即原氣也上達至於中

焦中焦受水穀精悍之氣化為榮衛榮衛之氣與

真元之氣運行達於上焦也所以原為三焦之尊

號何也分言之則曰三焦從其本而言之則曰原故曰尊號三焦為原氣別使則三焦氣所在即原氣所在故即以原名之而所止輒為原猶警蹕所至稱行在所也五藏六府之有病而病之深者皆於是而取之亦當取乎此也

按《靈》九針十二原篇云五藏有疾當取之十二原十二原者五藏之所以稟三百六十五節氣味也說最明曉

按《靈》本輸篇五藏則以所注為俞俞即原也六府則以所過為原無以三焦之氣為說蓋各經之

氣留注深入之處即爲原故九針篇云十二原出於四關其穴皆在筋骨轉接之地故病亦常留於此若云三焦主氣則井俞亦皆三焦之氣何獨以所注名爲原況三焦自有本經道路何必牽合

六十七難曰五藏募皆在陰而俞在陽者何謂也

募音慕募與俞五藏空穴之總名也在腹爲陰則謂之募在背爲陽則謂之俞募猶募結之募言經氣所結聚處也俞史記扁鵲傳作輸猶轉輸之輸言經氣由此而輸於彼也五藏募在腹肺募中府二穴在胸部雲門下一寸乳上二肋間動脉陷中

屬本經心主募巨闕一穴在鳩尾下二寸屬任脈
脾募章門二穴在季脇下直臍屬肝經肝募期門
二穴在不容兩旁各一寸五分屬本經腎募京門
二穴在腰中季脇屬膽經又胃募中脘屬任脈大
腸募天樞屬胃經小腸募關元屬任脈膽募日月
屬本經膀胱募中極屬任脈三焦募石門屬任脈
議穴皆在腹也五藏俞在背素氣府論五藏之俞
各五六府之俞各六靈背腧篇云肺俞在三焦之
間心俞在五俞之間膈俞在七焦之間肝俞在九
焦之間脾俞在十一焦之間腎俞在十四焦之間

背俠脊相去三寸所焦即椎也其心色俞在四椎
下大腸俞在十六椎下小腸俞在十八椎下胆俞
在十椎下胃俞在十二椎下三焦俞在十三椎下
膀胱俞在十九椎下諸穴亦俠脊兩旁相去各一
寸五分俱屬足太陽脈皆在背也
樓六府募亦在陰俞亦在陽不特五藏為然又下
郭注陽並聚為言疑五藏下當有六府二字
思
陰病行陽陽病行陰故令募在陰俞在陽也
言陰經本皆在腹而其俞則皆在背陽經本皆在
背而其募則皆在腹蓋以陰陽經絡氣相交貫藏

府腹背氣相通　所以陰病而
時而行陰病氣　傳由經絡本互相通
其氣之結聚輸　之處交相會也針法曰從陽
陰從陰引陽
按諸募俞經無。全文未知何本文（素）通
暴脹按之不下取太陽經絡者胃之募也亦未明
指何穴

六十八難曰五藏六府皆有井滎俞經合皆何所主
言此諸穴刺之主治何病也

然經言所出為井所流為滎所注為俞所行為經所

入為合

出始發源也流漸盛流動也注流所向注也行條達貫也入藏納歸　也井谷井之井成之所出也滎絕小水也井之源本微故所流　小而為滎俞輸也注也自滎而注乃為俞也由俞而於此乃謂之經　而歸於所合合者會也

本(靈)九針十二(主原屬經文

五俞五五二十五六府六俞六六三十六俞(此俞字空穴之總名凡諸空穴皆可以言俞)

經脉十二絡脉十五凡二十七氣所行皆井滎

溜合之所任所主無名不同其于天數滎行心

俞太衝經中封合曲泉肺井少商滎魚際俞太淵

經經渠合尺澤心井少衝滎少府俞神門經靈道

合少海腎井湧泉滎然谷俞太谿經復溜合陰谷

脾井隱白滎大都俞太白經商丘合陰陵泉心包

絡井中衝滎勞宮俞大陵經間使合曲澤此五藏

各有井滎俞經合也胆井竅陰滎俠谿俞臨泣原

丘墟經陽輔合陽陵泉胃井厲兌滎內庭俞陷谷

原衝陽經解谿合三里大腸井商陽滎二間俞三

間原合谷經陽谿合曲池小腸井少澤滎前谷俞

後谿原腕骨經陽谷合小海三焦井關衝滎液門俞中渚原陽池經支溝合天井膀胱井至陰滎通谷俞束骨原京骨經崑崙合委中此六府合有井滎俞經合也府則多一原穴

井主心下滿滎主心（身）熱俞主體重節痛經主喘咳寒熱合主逆氣而泄此五藏六府井滎俞經合所主病也

由六十四難五行所屬推之則心下滿為肝木之病身熱為心火之病體重節痛為脾土之病喘欬寒熱為肺金之病逆氣而泄為腎水之病謝氏曰

此舉五藏之病各一端爲例餘病可以類推而互取之也不言六府舉藏足以該之然此亦論其一端耳兩經辨病取穴之法不可執一説而不知變通也

六十九難曰經言虛者補之實者瀉之不虛不實以經取之何謂也

虛血氣虛也實血氣實也補之行針用補法也瀉之行針用瀉法也其説詳離合真邪論等篇以經取之言循其本經所宜刺之穴也

按所引四語見靈經脉篇又禁服篇論關格亦有

難經考一

此四語而以經取之句下又有名曰經刺四字反考所謂經刺之法則靈官針篇云經刺者刺大經之結絡經分也又與下文所解迎別其虛補實瀉二語則經文言之不一亦非如下文所解

然虛者補其母實者瀉其子當先補之然後瀉之母生我之經如肝虛則補腎經也母氣實則生之益力子我生之經如肝實則瀉心經也子氣衰則食其母益甚詳見下文七十五難

不實不虛（一本作不虛不實）以經取之者是正經自生病不中他邪也當自取其經故言以經取之

正經自病即四十九難所云憂愁思慮則傷心形寒飲冷則傷肺之類是也自取其經即於本經所當刺之穴不必補母瀉子也楊氏曰不虛不實是諸藏不相乘也故云自取其經

滑伯仁曰靈經脉篇載十二經皆有盛則瀉之虛則補之不盛不虛以經取之虛者補其母實者瀉其子子能令母實母能令子虛也假令肝病虛即補厥陰之合曲泉是也實則瀉厥陰之滎行間是也先補後瀉即七十六難陽氣不足陰氣有餘當先補其陽而後瀉其陰之意然於此義不屬非缺

誤即義文也

按內經補瀉之法或取本經或雜取他經或先瀉後補或先補後瀉或專補不瀉或專瀉不補或取一經或取三四經其說俱在不可勝舉則補母瀉子之法亦其中之一端若竟以為補瀉之道盡於此則不然也

七十難曰（春有經言二字）春夏刺淺秋冬刺深者何謂也

靈樞終始篇云春氣在毛夏氣在皮膚秋氣在分肉冬氣在筋骨刺此病者各以其時為齊兩經雖各有異同此其大較也

然春夏者陽氣在上人氣亦在上故當淺取之秋冬
者陽氣在下人氣亦在下故當深取之
陽氣謂天地之氣人氣謂營衛之氣上則皮膚之
上下謂筋骨之中淺取深取必因其病之所在而
易已也春夏之時陽氣浮而上人之氣亦然故刺
之當淺欲其無太過也秋冬之時陽氣沉而下人
之氣亦然故刺之當深欲其無不及也經曰必先
歲氣毋伐天和此之謂也
春夏各致一陰秋冬各致一陽者何謂也
致取也謂用針以取其氣也

難經卷二　　七十

〇春夏温必致一陰者初下針沉之至腎肝之部
氣引持之陰也
温時令温也陽盛則陰不足故取陰氣以補陽也
沉之謂深入其針至腎肝筋骨之位引謂引之上出
而上之至於陽之分也春夏氣温必致一陰之意
夏養陽之義也初下針即沉之至腎肝之部俟得氣
得氣乃引針而提之以至於心肺之分所謂致一
陰也
〇秋冬寒必致一陽者初内針淺而浮之至心肺之部
得氣推内之陽也

寒時令寒也陰盛則陽不足故取陽氣以補陰也浮之謂淺內其針至心肺皮血之位推謂推其氣以入之至於陰之分也秋冬氣寒必致一陽者秋冬養陰之義也初內針淺而浮之當心肺之部俟其得氣推針而內之以達於肝腎之分所謂致一陽也此即經文所謂從陰引陽從陽引陰之義

是謂春夏必致一陰秋冬必致一陽

此篇致陰致陽之說越人特推其理有如是者爾凡用針補瀉自有所宜不必以是相拘也

按致陰致陽之說經無明文但春夏既云刺淺而

言沉之先至肝腎之鍼則仍刺深於上下文義亦難通未知何據

七十一難曰經言刺榮無傷衛刺衛無傷榮何謂也無毋通禁止辭榮爲陰主血在內衛爲陽主氣在外榮行脈中衛行脈外各有所淺深也用針之道亦然榮衛有病各中其所不得誅伐無過也此節盡刺繆論所云刺榮無傷筋刺傷筋無傷肉刺肉無傷脈傷脈無傷皮刺皮無傷肉刺肉無傷筋刺筋無傷骨之義

然針陽者卧針而刺之　陽衛也衛在外欲其淺故

臥其針則針達不及營也以陽氣輕浮過之恐傷於營也

刺陰者先以左手攝按所針榮俞之處氣散乃內針陰營也營在內針必過衛而至營然衛屬氣可得散故攝按之使衛氣暫離其處則針得直至營而不犯衛也謂先以左手按所刺之穴良久令氣散乃內針不然則傷衛氣也

是謂刺榮無傷衛刺衛無傷營也

按卧針之法即靈樞官針篇浮刺之法攝按散氣即素離合真邪論捫而循之切而散之之法然經文

各别有義此取之為劑陰劑陽之義義亦與吾前

即

七十二難曰經言能知迎隨之氣可令調之調氣之方必在陰陽何謂也

〔靈〕終始篇云陽受氣於四末陰受氣於五藏故瀉者迎之補者隨之知迎知隨氣可令和和氣之方必通陰陽引經文本此蓋陽經主外故從四末陰經主內故從於五藏迎隨之法補瀉之道也如迎者針鋒迎其來處而奪之故曰瀉隨者針鋒隨其去處而濟之故曰補通陰陽者察其陰與陽之盛

實不得誤施補瀉也詳見七十九難中

然所謂迎隨者知榮衛之流行經脉之往來隨其逆順而取之故曰迎隨

榮衛流行經脉往來其義一也然必知之而後可以視夫病之逆順隨其所當而為補瀉也

徐大椿曰如往來順逆正經文所謂迎隨之義哉人之所本也諸家論說紛紜皆屬誤解蓋經學之不講久矣

四明陳氏曰迎者迎其氣之方來而未盛也以瀉之隨者隨其氣之方往而未虛也以補之此迎隨者之

若虛實迎隨有子母迎隨補瀉之說……

若七十九難所載子母迎隨也

調氣之方必在陰陽者知其內外表裏隨其陰陽

調之故曰調氣之方必在陰陽

在察也陽主外主表陰主內主裏察其病之在

在陽為虛為實而補之瀉之令調和也

調氣之方必在陰陽者陰虛陽實則補陰瀉陽

陽虛陰實則補陽瀉陰或陽并於陰陰并於陽或陰

陽俱虛俱實者皆隨其所見而調之謝氏曰男外

女內表陽裏陰調陰陽之氣者如從陽引陰從陰

引陽陽病治陰陰病治陽之類

七十三難曰：諸井者，肌肉淺薄，氣少不足使也，刺之奈何？

諸經之井皆在手足指梢，故云肌肉淺薄，氣藏於肌肉之內，肌肉少則氣亦微，不足使謂補瀉不能相應也。

熱諸井者木也，滎者火也，火者木之子，當刺井者以滎瀉之。

設當刺井者，只瀉其滎，以井為木，滎為火，火者木之子也，此瀉子之法也。如用補則當補其合，可觀推然井穴為然蓋以其氣少不足為補瀉瀉子以母則氣自應也　按六十九難則以別經為子母此則即以一經為子母義各殊而理極精也注經言一作云按經言無考補者不可以為瀉瀉者不可以為補此之謂也

言瀉則當以子補則當以母各有攸當不可錯雜若補瀉反則病益篤而又有實實虛虛之患可不謹歟　按故字上當有闕文必有論補母之法一段故以此二句總結之否則不成文理矣

七十四難曰經言春刺井夏刺滎季夏刺俞秋刺經

皆刺俞者所謂也　五句刺文無者

謂春刺井者邪在肝夏刺滎者邪在心季夏刺俞者

邪在脾秋刺經者邪在肺冬刺合者邪在腎

此所以五藏所屬為言也井與春皆屬木滎與夏

皆屬火俞與季夏皆屬土經與秋皆屬金合與冬

皆屬水故四時有病則藏氣亦與之相應故刺之

合於時也

按靈樞順氣一日分為四時篇云藏主冬冬刺井色

主春春刺滎時主夏夏刺俞音主長夏長夏刺經

味主秋秋刺合與此所引俱隔一穴其本難篇則

云春取諸滎絡脈大經分肉之間夏取諸俞孫絡肌膚之上秋取諸合冬取諸井諸俞之分四時當素[illegible]取血脈分肉之間夏取盛經脈絡秋取經俞邪在處淺之合冬取井滎必深留之俱與此處不合越人之說不如何所本也

肝心脾肺腎而繫於春夏秋冬者何也然五藏一病輒有五也

言有五者之現[illegible]於外也

假令肝病色青者肝也臊臭者肝也喜酸者肝也喜呼者肝也喜泣者肝也

注者肝也

說詳四十九難中此舉邪之在肝者以例其餘

其病衆多不可盡言也　言五者之變不可勝窮

四時有數而並繫以春夏秋冬者也　言病雖萬變

而四時之數治之之法總不出此其道約

易行也

針之要妙在於秋毫者也　此又在言用針之道甚

微妙之處乃在秋毫之間又非四時之所得盡

者又不可因易而忘難也

滑伯仁曰五藏一病不止於五其病尤衆多也難

眾多而四時有數逆而繫於春夏秋冬及井滎俞[illegible]合之屬也用針者必精察之詳此篇文義似有闕誤今且依此解之以俟知者

按問意謂五藏之病何以與四時相應則當發明所以感應之理而答語乃止言病狀如此與問辭全不對準甚屬無謂

七十五難曰經言東方實西方虛瀉南方補北方何謂也

此即六十九難瀉子之法南方為東方之子北方為西方之子東方之母說詳下文

然金木水火土當更相平　更相平言金尅木木尅土循環相制不令一藏獨盛而生病也

東方木也西方金也木欲實金當平之火欲實水當平之土欲實木當平之金欲實火當平之水欲實土當平之　此言五行本然之道也

東方者肝也則知肝實西方者肺也則知肺虚瀉南方火補北方水南方火火者木之子也實則瀉其子也北方水水者木之母也水勝火木之母勝木之子也子能令母實母能令子虛

木之子火為木之母水所尅則火能益木之氣故

曰能令母實水尅火能奪火之氣故曰母能令子虛

故瀉火補水欲令金能平木也　不字諸家俱以為衍文子能令母實瀉子則火勢益衰而水得以恣其尅伐母能令子虛謂母則水勢益旺而火不敢留其有餘如此則火不能尅金而反仰食木之氣以自結使金氣得伸而木日就衰則金自能平木也

徐大椿云按子母二字諸家俱以木為火之母水為金之子為言義遂難曉觀本文以水勝火三字

模下明明即指上文木之子木之母也特爲正之
人按六十九難云[illegible]則補母實則瀉[illegible]今寔則[illegible]
子補母虛則反補其子義雖備消可[illegible]而法則[illegible]
後至異未詳何歟

經曰不能治其虛何問其餘此之謂也

言治金虛之法當如此不可止取一經以爲補瀉
也若此義不明則治虛之法且不能安能治他病
乎二語經文無考
滑伯仁曰東方實西方虛瀉南方補北方者木金
水火欲更相平也木火土金水之欲實五行之貪

勝而務權也金木土水火之相乎以五行所勝而制其貪也經曰一藏不平所勝平之東方肝也西方肺也東方實則知西方虛矣若西方不虛則東方安得而過於實耶或瀉或補要亦抑其甚而濟其不足損過就中之道水能勝火子能令母實母能令子虛瀉南方火者奪子之氣使母實之有餘補北方水者益子之氣使不食於母也如此則過者退而抑者進金得平其木而東西二方無復偏勝偏虧之患矣越人之意大抵言東方過於實而西方之氣不足故瀉火以抑其木補水以濟其金

是乃使金得與水相停故曰欲令金得平木也若曰欲令金不得平木則前後文義窒礙竟說不通使肝木不過肺不虛復瀉火補水不幾於虛虛乎實實耶八十一難文義正與此互相發明九華蔡闲謂水火金木土穀推備取相勝以瀉其過其意亦同故結句云不能治其虛何問其餘蓋爲知常而不知變者之戒也此篇大意在肝實肺虛瀉火補水上

或問子能令母實母能令子虛當瀉火補土爲是蓋子有餘則不食母之氣母不足則不能蔭其子

瀉南方火乃奪子之氣使食母之有餘補中央土
則蓋母之氣使得瘥其子也今乃瀉火補水何歟
曰此越人之妙一舉而兩得之者也且瀉火一則
以奪木之氣一則以去金之尅補水一則以益金
之氣一則以制火之光若補土則一於助金而已
不可施於兩用此所以不補土而補水也
或人問母能令子實子能令母虛五行之道也今
越人乃言子能令母實母能令子虛何哉曰是各
有說也母能令子實子能令母虛者五行之生化
子能令母實母能令子虛者針家之予奪固不相

侮也
此[illegible][illegible][illegible]仲景云木行乘金名曰橫以[illegible][illegible]
乘[illegible][illegible][illegible]所勝而侮所不勝木實金虛是木溢
而凌金侮[illegible][illegible][illegible]也木實木以金平之然以其氣
有餘而橫金平之則兩不相伏而戰戰則實者亦
[illegible]益虛者亦敗金虛木資氣於土然其時土亦受
制未足以資之故取水為金之子又為木之母於
是瀉火補水使水勝火則火餒而取氣於木木乃
減而不復實水為木母此母能令子虛也木既衰
竭其氣於子平則金免水凌而不復虛水為金子

難經卷一　　一百

此子能令母實也所謂金不得平木不得徑以金平其木必瀉火補水而旁治之使木金之氣自然兩平耳今按陳氏此說亦自有理但為不之一字所襲未免牽強𦙶辭不若直以不字為衍文洄溪觀八十一篇中當如金平木一語可見矣

七十六難曰何謂補瀉當補之時何所取氣當瀉之時何所置氣

言取何氣以為補而其所瀉之氣則取何氣以為瀉也

然當補之時從衛取氣當瀉之時從榮置氣

衛之氣故取氣於衛其法詳下七十八難中從榮置氣謂散其氣於榮中也

其陽氣不足陰氣有餘當先補其陽而後瀉其陰陰氣不足陽氣有餘當先補其陰而後瀉其陽

此承上文而言補瀉之法尤當審其陰陽虛實也衛爲陽榮爲陰衛虛而榮實則補陽瀉陰榮虛而衛實則補陰瀉陽而其補瀉之法則又有先後也靈樞終始篇云陰盛而陽虛先補其陽後瀉其陰而和之陰虛而陽盛先補其陰後瀉其陽而和之此其說之所本也

榮衛通行此其要也

陰陽得其平則榮衛之氣通暢流行矣要謂要法也

靈衛氣篇曰浮氣之不循經者為衛氣其精氣之行於經者為營氣蓋補取浮氣之不循經者以補虛處瀉則從營置其氣而不用也置猶棄置之置然人之病虛實不一補瀉之道亦非一也是以陰陽之有餘不足或瀉或補所以有先後之分如此則榮衛自然通行矣

七十二難曰經言上工治未病中工治已病何謂也

然所謂治未病者見肝之病則知肝當傳之於脾

故先實其脾氣無令得受肝之邪

木旺則侮土補其脾氣使邪無所入則能禦肝不受尅賊也

故曰治未病焉

能治未病是為上工

中工治已病者見肝之病不曉相傳但一心治肝故曰治已病也

專治肝而肝邪入脾則脾又病經所謂故病未已新病復起者也但治已病是為中工

按靈樞逆順篇以上工刺其未生者也其次刺其未盛者也其次刺其已衰者也下工刺其方襲者也與其形之盛者也與其病之與脈相逆者也故方其盛也勿敢毀傷刺其已衰事必大昌故曰上工治未病不治已病此之謂也經文所云不過就本經之病須及其未生及方退之時乃可用刺不精傳經之邪言

又按金匱要畧首篇云上工治未病何也師曰夫治未病者見肝之病知肝傳脾當先實脾中工不曉相傳見肝之病不解實脾惟治肝也與此正合

總別有所本也

七十八難曰針有補瀉何謂也然補瀉之法非必呼吸出內針也

（素）離合真邪論云吸則內針無令氣忤候呼引針呼盡乃去大氣皆出故命曰瀉呼盡內針靜以久留以氣至為故候吸引針氣不得出各在其處推闔其門令神氣存大氣留止故命曰補此呼吸出內之法越人以為其道不盡於此如下文所云也

知為針者信其左不知為針者信其右

信其左謂其法全在善用其左手如下文所云是

也信其右即上呼吸出針也持針以右手故曰信
其右
當刺之時（一本有必字）先以左手厭按所針榮俞之處彈而
努之爪而下之
彈指搔也努揉也鼓勇之也以爪搯至肉中搯之
精重皆欲致其氣之至也
其氣之來如動脈之狀
動其血氣則氣來聚氣至指下如脈口之動狀此
左手所候之氣也
順針而刺之得氣因推而內之是謂補動而伸之是

謂瀉

順猶循也乘也謂氣至乃乘其至而刺之針此指下所候之氣氣至針動是為得氣推入其針氣亦從之入是謂補搖動其針而引伸出其氣是謂瀉此起人心法非呼吸出內針之法也

不得氣乃與男外女內

若停針候氣久而不至乃與男子則淺其針而候之衛氣之分女子則深其針而候之榮氣之分

不得氣是謂十死不治也

既男外女內而又不得氣是候氣而氣不至則榮

衛已脱針必無功是謂其病終不可治十死而無
一生也篇中前後二氣字不同不可不辨前言氣
之來如動脉狀未剌之前左手所候之氣也後言
得氣不得氣針下所候之氣也此自兩節周仲立
乃云凡候氣左手宜略重之候之不得乃與男
少輕其手於衛氣之分以候之女則重其手於營
氣之分以候之如此則既無前後之分又昧停針
待氣之道尚何所據為補瀉耶
潔古云男外絶而心肺死女内絶而腎肝死浮
得氣者經亡沉不得氣者結死此謂表裏俱絶

外皆死也

張靜齋曰男外女內即陰陽俱絕內外皆死也又云男外女內即陰內陽外也勿作人之男女看苟是人之男女氣不至者不須浮沉以候之也男子止候於外女子止候於內存參

按本文語氣得氣以上似針法總訣推而內之則為補動而伸之則為寫若離合真邪論則捫而循之切而散之推而按之彈而努之抓而下之通而取之皆為補法與此亦微別

七十九難曰經言迎而奪之安得無虛隨而濟之安

得無實虛之與實若得若失實之與虛若有若無何謂也

迎隨解見前七十二難經語見靈九針十二原篇得求而獲也失縱也遺也其小鍼解篇曰言實與虛若有若無者謂實者有氣虛者無氣也言虛與實若得若失者謂補者佖然若有得也瀉者怳然若有失也此即小鍼解輸篇之義

然迎而奪之者瀉其子也隨而濟之者補其母也

按此子母即以本經井俞所屬五行生尅言非如七十五難指五藏所屬子母也

說令心病瀉手心主俞是謂迎而奪之者也補手心主井是謂隨而濟之者也

心病爲火本當取榮陰受氣於五藏其經氣從俞及榮及井瀉俞則迎其來處而奪之俞屬火心之子也補井則隨其去處而濟之井屬木心之母也其說已詳見七十六難中假令心病心火也土爲火之子手心主之俞大陵也實則瀉之是迎而奪之也木者火之母手心主之井中衝也虛則補之是隨而濟之也迎者迎於前隨者隨其後此假心爲例而補瀉則云手心主即《靈樞》所謂少陰無俞

者也當與六十六難並觀

按心病瀉手心主穴者（靈）邪客篇云諸邪之在心者皆在心之包絡又云少陰獨無俞者其外經病而藏不病故獨取其經於掌後銳骨之端其餘脈出入屈折其行之徐疾皆如手少陰心主之脈行也六十六難亦以手厥陰心主之大陵穴為心之原此其義也

按經文迎隨是以經氣之順逆往來而用針者依其氣之呼吸出入及針鋒之所向以為補瀉而還之法甚備今乃針本經來處之穴為迎為瀉針去

處之穴為隨為補蓋經文以一穴之順逆為迎隨此以本穴之前後穴為迎隨義實相近而法各殊也

所謂實之與虛者牢濡（一作濡牢）之意也氣來實牢者為得濡虛者為失故曰若得若失也

氣指針下之氣也其氣而充實堅牢為得濡弱虛微為失言得失則有無在其中矣

按《靈》小針解篇文有無的主氣言得失句指用針者言確是二義今引經與釋經俱致竄經文則語複而義難曉此不精審之故也

八十難曰經言有見如入有見如出者何謂也

二句經文無考滑伯仁曰如讀若而孟子書望道而未之見而讀若如蓋通用也

然所謂有見如入者謂左手見氣來至乃內針即七十八難所謂動脉之狀是也言左手按穴待氣來至乃下針

滑氏謂有見如入下當欠有見如出四字

針入見氣盡乃出針

氣盡其氣來而復散也即(靈樞)所謂已補而實已瀉而虛之頃也言針入候其氣應盡乃出針也

是謂若有所見如入若有所見如出也　如讀若而

八十一難曰經言無實實無虛虛損不足而益有餘

言實者宜瀉而反補之虛者宜補而反瀉之不足者反損之有餘者反益之皆誤治也經文見(靈)九針十二原篇

是寸口脈耶將病自有虛實耶一作也

言所謂虛實者不如其指脈言抑指病言也

其損益奈何

言其損益之法將何如而得也

然是病非謂寸口脈也謂病自有虛實也

假令肝實而肺虛肝者木也肺者金也金木當更相平當知金平木

說詳七十五難中言當瀉南方補北方也

假令肺實而一作故知兩字肝虛微少氣用針不補其肝而反重實其肺

治當抑金而扶木如此用針闕肺益甚而肝益虛矣

故曰實實虛虛損不足而益有餘此者中工之所害也

中工平常之工猶云粗工也害謂不惟不能治其

病所反害其人也

按自六十二難至此皆言藏府經穴及針刺治病之法

按難經八十一篇篇辭甚簡然而榮衛度數尺寸位置陰陽王相藏府內外脉法病能經絡流注針刺穴俞莫不該盡而此篇尤創艾切切盡言獨為用針者戒凡為治者皆所當戒又絕筆之微意也於乎越人當先秦戰國時與內經靈樞之出不遠必有得以口授面命傳聞曄曄者故其見之明而言之詳不但如史家所載長桑君之遇也邵子云

謂經之當難者未必止此八十一條噫猶有望於後人歟

自六十二難起八十一難止言藏府榮衛用針補瀉之法

難經彙攷

史記越人傳載趙簡子虢太子齊桓侯三疾之治而無著難經之說隋書經籍志唐書藝文志俱有秦越人黃帝八十一難經二卷之目又唐諸王侍讀張守節作史記正義於扁鵲倉公傳則全引難經文以釋其義傳後全載四十二難與第一難二十七難全文

之書古僞以為秦越人所

問之辭稱經言者出於素問靈樞二經之文在靈樞

者尚多亦有二經無所見者豈越人別有據於古經

或自設為問答也耶邵虞庵先生嘗曰史記不載越

人著難經而隋唐經籍藝文志有越人著難經之目

作史記正義直載難經數章愚意以為古人因經

設難或與門人弟子問答偶得此八十一章耳未必

經之當難者止此八十一條難由經發以此立言良

古人不求託名於書故傳之者惟專門名家而已其

後託傳寢廣官府得以錄而著其目譜家得以引而

難經 卷一

成文耳。並齋歐陽公曰切脉於手之寸口其法自秦越人始蓋為醫者之祖也難經先秦古文漢以來答客難等作皆出其後又文字相質難之祖也

楊玄操序謂黃帝有內經二帙其義幽賾殆難究覽越人乃採摘二部經內精要凡八十一章伸演其道名八十一難經以其理趣深遠非卒易了故也

紀天錫曰秦越人將黃帝素問之義八十一重而明之故曰八十一難經

宋治平間京兆黎泰辰序虞庶難經注出世傳黃帝八十一難經謂之難者得非以人之五臟六腑隱於

內爲邪所干不可測知惟以脉理究其彷彿耶若脉有重十二菽者又有如按車蓋而若循雞羽者復考內外之証以參校之不其難乎

按歐虞說明難字當作去聲餘皆奴丹切

丁德用補註題云難經歷代傳之一人至魏華佗乃燼其文於獄下於晉宋之間雖有仲景叔和之書然各示其文而濫觴其說及吳太醫呂廣重編此經而尚文義差迭按此則難經爲燼餘之文其編次復重經呂廣之手固不能無缺失也

謝氏謂難經 王宗正註義圖解大概以診脉之法心

肺俱浮腎肝俱沉脾在中州爲正而已至於他說所引寸關尺而分爲兩手部位及五藏六府之脉將分見於尺寸皆以爲王氏脉經之非殊不知脉所以分兩手者出於素問脉要精微論其文甚明人復推明之於十難中言脉變爲十以五藏六府配兩言非始於叔和也且三部之說有二一則四所謂心肺俱浮腎肝俱沉脾居中州與第五難論輕重同而三部之中又各自分上中下云一則脉精微論之五藏部位即二難之分寸關尺十難之脉變爲十者也若止以心肺俱浮腎肝俱沉脾爲

一法言之，則亦不必分寸關尺，而十難所謂一脉變者，何從而推之

蘄水龐安常有難經解數等書，惜乎無傳。諸家經解，馮氏、丁氏傷於鑿，虞氏傷於巧，李氏、周氏傷於淺，楊氏、紀氏大醇而小疵，王、呂晦而舛，近世謝氏說殊有理致源委。至袁氏者，古益人，著難經本旨，佳處甚多，然其因襲處未免踵前人之非，且失之冗爾。潔古氏藥注，疑其草稿，姑立章句義例，未及成書也。今所見者，往往言論於經不相涉，且無文理，潔古平

一百十二

日著述極醇正此絕不相似不知何自遂乃板行反為先生之累豈好事者為之而托為先生之名耶無之後來東垣海藏羅謙甫輩皆不及見若見必當與是成其說不然亦回護之不使輕易浮傳也

難經八十一篇辭若甚簡然而榮衛度數尺寸位置陰陽王相藏府內外脈法病能與夫經絡流注針刺俞穴莫不該盡昔人有以十三類統之者於乎此經之義大無不包細無不舉十三類果足以盡之與八十一篇果不出於十三類與學者求之篇章之間則其義自見矣

詩書皆有類例也但古人之學朱子分章以見記者之意則可不當以己之立類統經之篇章也今難一難至二十一難皆言脉二十二難至二十九難言經絡流注始終長短度數奇經之行及病之吉凶也其間有云脉者非謂尺寸之脉乃經絡之脉也三十難至四十三難言榮衛三焦藏府腸胃之詳四十四五難言七衝門乃人身資生之用八會爲熱病在内之氣穴也四十六七難言老幼寤寐以明氣血盛衰言人面耐寒以見陰陽之走會四十八難至六十一難言診候病能藏府積聚泄利傷寒雜病之别而繼之

望聞問切醫之能事畢矣六十二難至八十一難言藏府俞穴用針補瀉之法又全體之學所不可無者此記者以數相從始終之義備矣

徐大椿就靈胎著難經經釋云一難至二十九難皆論脈法敖止及診候之要三十難至四十七難皆論營衛藏府形質體用之理四十八難至六十一難皆論虛實邪正傳變生死之道六十二難至八十一難皆言藏府經穴及針刺治病之法

四十一難云肝有兩葉四十一難云肝左三葉右四葉凡葉言兩葉者舉其大言七葉盡其詳左三右四亦

合相陰陽之義肝屬木木為少陽故其數七肺屬金金為少陰故六葉兩耳其數八心色赤而中虛離之象也脾形象馬蹄而居中土之義也腎有兩枚習坎之謂也此五藏配合陰陽皆天地自然之理非人之所能為也若為之無胆見之無脾物固不得其全矣周子云木陽稺金陰稺是也

蘇東坡先生楞伽經跋云如醫之有難經句句皆理字字皆法後世達者神而明之如盤走珠如珠走盤無不可者若出新意而棄舊學以為無用非愚無知則狂而已譬如俚俗醫師不由經論直授藥方以之

癥病非不或中至於過病輒應懸斷死生非與知經學者不可同日語矣世人徒見其有一至之功或捷於古人固謂難經不學而可豈不誤哉朱臨庵先生跋郭長陽醫書云予嘗謂古人之診脈其察之固非一道矣然今世通行惟守寸關尺之法為最要且其說具於難經之首篇則亦非不俚俗說也故郭公此書備載其語而并取丁德用寧排三指之法以釋之夫難經則至矣至於德用之法則予竊意診者之指有肥瘠病者之臂有長短以是相求或未得為定論也蓋嘗細考經之所以分尺寸者皆自關之前後

以距手魚際尺澤分界是則所謂關者必有一定之處亦若魚際尺澤之可以外見而先識也然今諸書皆無的然之論惟千金以為寸口之處其骨自高為尺皆由是而卻取焉則其言之先後位之進退若與經文不合獨俗間所傳脈訣五七言韻語者詞最鄙淺非叔和本書明甚乃能直指高骨為關而合其前後以為尺寸陰陽之位似得難經本旨然世之高醫以其難也遂棄而羞言之予非精於道者不能有以正也姑附見其說於此以俟明者而折中焉

廬陵謝堅白曰泰定四年丁卯愚叔從龍與彼時憲

難經八一　　　　　　　　　　　　一二一

嘗讀劉元和脈經本書十卷時儒學提舉東嘉謝公道傳序其端曰朱文公云俗傳脈訣辭最鄙淺而叔其直指高骨爲關之說乃合於難經雖文公亦似未知其正出脈經故謂此跋也然文公雖未見脈經而其言與脈經脗合脈訣雖非叔和書其人亦必知讀脈經者但不當自立七表八裏九道之目遂與脈經所載二十四種脈之名義大有牴牾致使後人疑焉項氏家說曰凡經絡之所出爲井所留爲滎所注爲俞所過爲原所行爲經所入爲合井象水之泉滎象水之陂俞象水之竇竇即窬字也經象水之流合象

水之歸皆取水之義也
藏五而府六藏穴五而府穴六獨於五而支於臟五
而律六以陰陽之數自然之理雖增手厥陰一藏其
實心之包絡不異於心即一藏而二經也以六之心為
十二經十二支十二辰十二月十二律不可使為六
下亦自然之理也寅卯為木巳午為火申酉為金亥
子為水四行皆二支耳而土行獨當辰戌丑未四支
以成十二肺肝脾腎四藏皆二經而心與包絡並當
四經以成十二此豈人之所能為哉
臟腑本易理太極圖說

人身一太極也，靜而生陰則為五臟，動而生陽則為六腑。一動一靜，互為其根，吸門為氣管所繫。手太陰肺、手少陰心居於膈上；足太陰脾、足厥陰肝、足少陰腎居於膈下。臟數五，其形象地，靜而得安，舍營所藏。足陽明胃、手太陽小腸、手陽明大腸一路貫通；足太陽膀胱（有下口而無上口），足少陽膽（有上口而無下口），兩腑對照，腑數五，其氣象天，動而行健。手少陽三焦、手厥陰心包絡有經無形。以五臟位置言，離為心火居南，坎為腎水居北，坤為脾土居中，肝不全居左，而震為肝木居左，氣自行於左；肺本不居右，而兌為肺金居右，氣自歸右。

於右以五腑位置言右以胃統納水穀以小腸分
清水穀於是大腸清其穀膀胱滲其水胆則司其事
以陰陽匹配言心與小腸合丁丙共崇肺與大腸合
辛庚一本脾與胃合己戊伴居肝與胆合乙甲同體
腎與膀胱合癸壬並源色絡與三焦合榮衛相親以
陰陽交構言三陰從天降手太陰肺手少陰心手厥
陰心包絡列之於上三陽從地升手陽明大腸手太
陽小腸手少陽三焦列之於下其中脾陰胃陽肝陰
胆陽腎陰膀胱陽更迭相濟以藏腑經絡言之手之
三陰從臟走手手太陰肺從中府而走手大指之少商手少陰心從極泉而走小指之少

衝手厥陰心包絡從天池而走手中指之中衝手之三陽從手走頭手陽明大
腸從手大指商陽而走鼻之迎香手太陽膀胱從手小指澤走頭之聽宮手少陽三焦從手四指而走關
之絲竹所以肺心包絡大小腸三焦皆稱之曰手足之
三陽從頭走足足太陽膀胱從頭睛明而走足小指之至陰足陽明胃從頭頭維而走大
指之厲兌足少陽膽從頭瞳髎而走足四指之竅陰
足之三陰從足走腹足太陰脾從足大指隱白腹之大包足少陰腎從足心湧
泉而走腹之俞府足厥陰肝從足大指大敦而走腹之期門所以膀胱胃膽脾腎
肝腎稱之曰足以陰陽多少言之太陰太陽為少
陰少陽次之厥陰陰盡也陽明兩陽合明也并左右之陽少意之五厥云
內經注肺脾得正陰之氣以太陰稱心腎屬少陰氣

繼與肝則厥陰矣受陰氣以是爲差膀胱小腸得正陽之氣以太陽稱三焦與膽屬少陽胃與大腸則陽明矣受陽氣以是爲差以臟腑功用言之主宰一身者心而小腸爲受盛之官宣布萬事者肺而大腸爲傳導之官謀勝千里者肝而膽爲決斷之官擅參四體者脾而胃爲倉廩之官精貫百骸者腎而膀胱爲津液之官三焦爲氣之父色絡爲血之母夫一臟一腑五藏而稱六腑者以三焦屬腑故言六腑然三焦屬腑而稱六腑色絡屬臟亦可稱六臟因斯而諸言六腑必言六臟言五臟祇可言五腑以合天地之數

難經卷一

何必參差其說而言五臟六腑哉縷悉臟腑燦然可考而有不離乎臟腑亦不離乎臟腑非形象之可繪言語之可傳者妙在元關一竅一竅雖何兩腎中間之動氣耳（動氣乃人之根本也）

反關脉解（有左手反關有右手反閒有兩手俱反關）

寸口為脉之大會（十二經脉皆注於寸口）諸家於此俱言無生死關有脉不行於寸口由肺列缺穴斜刺臂側入大腸入大腸陽谿穴而上食指者也此指名曰反關非絶無僅有之脉也人一小天地也盡觀於天乎天之大經七政為緯（直者為經橫者為緯七政日月五星也二十八宿左旋為經七政右旋而

行為韓閣行於天而遲留伏逆淩犯交食
五星與月
三合會則
遲與日對沖或與日隔宮遇則留與日同度則伏逆
亦在對沖隔宮凡星不循常度亂入次舍為淩犯交
食即日甘石氏古之掌天文之官
月蝕也如周禮馮相保章之類可得而推之
若夫數應謫見偏無侵蝕之愆
禮記陽數不修謫見
於天日為之食陰數
不修謫見於天月為之食食即相侵相蝕也數應然
而不然者或有他善之舉以宥其小懲或有悔息之
機以俟其遠吹御勢官設眡祲果驗宿離之感周禮
之巧中其偶耳眡祲
掌十煇之法以觀妖祥辨吉凶若陰陽裹為祲當赤鳥
成裹錄而橫判監而抱頭藏而畫閣當而光當白蚨
鑴貫雲氣叙列朝濟日上推氣可想月今宿離不貸
窮星理次齋星虽余貸與咸同設官如是而天象果
如光若知勢之與夫景客字彗景星德星也太平之
會達其通耳世則景星見人天宮
書天躍影京星見客星無常漢書嚴子讀與光試南
廿川以是加帶蠍汝月太史奏客生犯紛座字譬如

星也春秋昭公十七年冬有孛星入於大辰註孛彗
星也爾雅彗星為欃槍註亦謂之[illegible]漢書文穎註孛
孛星光芒短其光四出蓬[illegible]徵徵徵外應
彗星光芒長參參如掃彗也二星[illegible]
時而見則勢之適然者甘石氏星經[illegible]洞悉其徵而究
不能彌縫其闕又不觀於地乎東向為水之大匯處
汝漢而排淮泗順其性而導之因其壅而疏之亂之
行其所無事也至於弱水西方入於流沙反為導水之始
黑水入於南海貫居東流之先雖禹亦不能強之使
東但得安瀾有慶亦不必定歸之東矣人得天地之
氣以生脈會於寸口者得天地之正者也脈反其關
者得天地之偏者也然偏也非病也均之得氣以生

也其三部定位與寸口無異

衝陽太衝太谿解

人祇知兩手為見脉之所而不知兩足尤為樹脉之根衝陽動脉在足跗上五寸陷中屬陽明胃經太衝動脉在足大指本節後三寸陷中屬厥陰肝經太谿動脉在左踝後跟骨間屬少陰腎經病當危殆寸關尺三部俱無須向三脉診之如往來息均尚有可生之路試觀小兒二三歲時喜赤足八歲好趨十歲好走陽氣從下而升也五十足漸畏冷六十步履維艱陽氣從下而耗也兩足無脉縱兩手無恙其命不能

久留而手無脈而兩足有脈調治得宜亦可挽轉生機一心應變宏敷濟衆之仁萬象回春允副好生之德

喘與脹本相因有先喘而後脹有先脹而後喘者溼洩爲之不利古人以先喘後脹主於肺先脹而後喘主於脾但要識標本先後及治法特詳之論

全閩醫藥學會編輯員林曉蒼著

經曰諸氣膹鬱皆屬於肺諸濕腫滿皆屬於脾是氣鬱不止一肺而肺爲之統屬也濕腫不止一脾而脾

為之統屬也考太陰手足兩經肺與脾也其臟為子母相生其性則所惡相背肺居上位為華蓋司一身之治節如天之覆物下降上騰循蒸變之象焉脾居中位主轉輸行眾臟之津液如地之載物衰多益寡以謙亨之象焉迫乎升降失常則諸氣為之臆鬱矣輸失職則眾臟無由灌溉矣可知肺為脾子而肺以氣母上焦之氣鬱而弗舒則中焦下焦皆困之而不化中焦之氣滯而不輸則上焦下焦亦困之而不化也古人所以議及先喘後脹主於肺者氣傷形也乎亦累及母也先脹後喘主於脾者形傷氣也母病

叢錄卷二

岂反子也夫肺病則喘脾病則脹而三焦之氣因之壅塞涇溲為之不利何也蓋水穀入於口納於胃出於便自上而下必歷三焦故三焦曰中瀆之府水道出焉假令喘脹非常則上焦中焦俱失其職不能約束下焦試問膀胱之絡焉能受三焦之水而畜其疏泄之道乎雖然古人以先喘而後脹主於肺者多外感也先脹而後喘主於脾者多內傷也如風寒暑濕傷於外則必先中皮毛皮毛為肺之合而受邪不歸則氣上喘喘愈急則營衛臟腑不得調和而脹生焉飲食停積傷於內則中土無權而脾濕蓄重不能為胃

時精衛治則沸騰否塞上干宗氣而喘生焉至於治
治先喘後脹者宜宣宜溫宜開求其屬而散其外邪
則肺氣清而喘自止脹何有焉先脹後喘者宜消宣
不宜瀉求其屬而攻其內積則脾氣安而脹自化喘
何有焉推然喘與脹雖有先後之殊亦係相因而至
或母子相尅或風熱失表或寒冷相傷或土不生金
或火邪銷鑠或木叩金鳴或水寒射肺或色慾過度
或飲食失調或絡氣受傷醫者當於喘脹先後之中
辨其為標為本為虛為實為寒為熱知其病之原因
治其病於結果也

草紙卷一

暑熱參學說　　時在醫會擬作　　饒蒼著

熱論云：凡傷寒而成溫者，先夏至而病溫，後夏至而病暑。後人合為陽暑、陰暑，治法各判，以是以溫者暑之漸，暑者溫之盛。先夏至者春候也，天氣溫，陽氣發越，陰精不足以承之，故為病溫，然因冬不藏精，春必病溫，此之謂也。後夏至者溫盛也，溫盛為熱，熱盛則濕動，熱與濕搏而為暑也。夫溫與暑，其初發時俱多惡寒，故《內經·熱論》篇以傷寒二字為發凡也。統以成二字，便知溫病由冬不藏所以致此而究之，傷寒為法，法在救陰；溫熱為法，法在救陰，陰與陽固不得混而治[illegible]

就溫而論，交夏至後則為暑，暑者何？夏至後五月之六屬於陽明，陽明者午也，時至五月，其卦在姤，盛陽之際也。夏至一陰初生，加以陽極之候，故變溫為暑，暑盛之熱也。然暑亦有陰陽之分，暑濕者陰暑也，宜用辛散疏氣芳香之品，不宜過服寒涼。暑熱者陽暑也，宜以甘涼寒瀉清熱之品，不宜妄用辛燥。至於暑風瀉中之暑濕，宜用清解，佐以清涼之品，猶如春溫者，治溫以辛涼輕劑也。大抵治暑要訣，須辨暑濕、暑熱、暑風等證，不至指鹿為馬之誤。

中國數千年來醫家歷史，上溯厥源，深明天道也。

道人道三者亦自何氏而鮮勳稱爲醫中之聖
者孰爲最乎
上古伏羲氏知天道而八卦刱神農氏知地道而百
草嘗軒轅氏知人道而藏府刱經絡窮說曰三墳而
內經其一也卽三者窮陰陽之造化孽天地之精華
可謂聖之至矣然黃帝臨觀八極考建五常以人之
負陰而抱陽食味而被色寒暑相盪喜怒交侵不能
無恙乃與其臣岐伯鬼臾區雷公等上窮天紀下極地
理遠取諸物近取諸身互相辯難闡發玄微垂示來
世之以慈閔生民之壽域其功偉矣若其理道淵深矣

訓詁[illegible]非諳熟精思鮮有能得其解者洎乎唐虞三代神醫迭出春秋之世亦不乏人然其道則高矣遠矣理則奥矣妙矣後之學者莫窺其門牆尚未能望其項背乃自漢李長沙張仲師出闡明内經之說而著傷寒各書融洽淹通如泥印爪明辨晳思俾後之學者有所依歸獲益靡淺故稱仲景為醫中之聖人也

黄帝之臣最多皆善醫術年最長者歧伯所著何書年最少者雷公所著何經說

黄帝時知醫之臣最多歧伯雷公以外如俞跗卸割

彭桐君知藥性鬼臾區知五行伯高少俞知脉息其
他如馬師皇能醫獸苗父善祝由巫彭善刺法各有
所長姑無論已第以岐伯為黃帝第一功臣其年最
長與帝互相問難定明堂部位之圖著書問九卷靈
樞九卷即内經也雷公年最少悚於道未融洽不能
十全為世所慇由是潛心考察玩索而求之解之而
又剖之明之而又彰之著脉經上下卷足以繼人之
生死病之輕重闡難經脉息臟腑經絡之源如響斯
應如指斯掌後學者可奉為龜鑑矣

春秋時有醫和醫緩兩人和曰天有六氣過則

為蠱疾不可為也緩曰居肓之上膏之下疾不可為也

說

和與緩皆秦人也春秋時晉平公疾秦伯使醫和視之和曰天有六氣陰陽風雨晦明也陰淫寒疾陽淫熱疾風淫末疾雨淫腹疾晦淫惑疾明淫心疾過則為蠱此之謂也故曰疾不可也蓋天有六氣而人有六疾天人一理也晉景公疾秦伯使醫緩視之緩曰在肓之上膏之下攻之不可達之不及不可為也其說與公夢二豎子之言同、蓋肓之上膏之下其穴在背脊之第七椎屬於手厥陰心臟包絡之下膈膜之

難經卷二　　一百三十[illegible]

之上附骨脊經曰七竅之旁中有小心是也夫心爲君主之官神明出焉烏得攻之達之乎此和緩所以爲春秋之良醫也

蒼前考中醫學生冀史辭因各生所作未能中的特指筆作此三題以示之姑爲之記

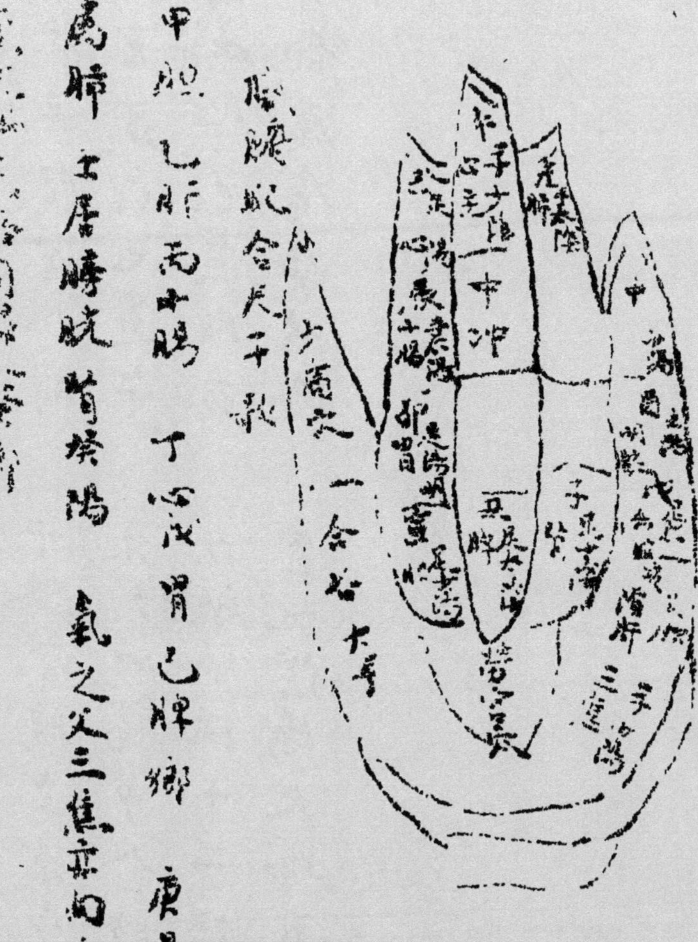
陰陽配合天干數
甲膽 乙肝 丙小腸 丁心 戊胃 己脾鄉 庚是大腸
屬肺 壬居膀胱 癸腎
中冲
少商
合谷

逐日之神所在不宜針炙及拳傷

子膽丑肝寅入肺　卯入大腸胃是辰

脾宮是巳心還午　未入小腸申入胱

酉腎心包焦戌亥　坎離流注十二經

井俞原屬營經絡　貫融陰陽天地歌